JOHN GREEN
TUBERKULOSE

Es ist Zeit,
die tödlichste Infektion
der Welt zu besiegen

Aus dem Englischen
von Sophie Zeitz

Hanser

Titel der Originalausgabe:
Everything Is Tuberculosis: The History and Persistence of Our Deadliest Infection
New York, Crash Course Books, an imprint of Penguin Random House LLC, 2025

Von John Green bereits erschienen:
Eine wie Alaska (2008)
Die erste Liebe (nach 19 vergeblichen Versuchen) (2009)
Margos Spuren (2010)
Das Schicksal ist ein mieser Verräter (2012)
Schlaft gut, ihr fiesen Gedanken (2017)
Wie hat Ihnen das Anthropozän bis jetzt gefallen? Notizen zum Leben auf der Erde (2021)

1. Auflage 2025

ISBN 978-3-446-28443-2

Kolbergerstraße 22 | 81679 München | info@hanser.de

Umschlag: © formlabor, Hamburg, nach einem Entwurf von Grace Han, Penguin Random House LLC
Satz: Sandra Hacke, Dachau
Druck und Bindung: GGP Media Gmbh, Pößneck
Printed in Germany

MIX
Papier | Fördert gute Waldnutzung
FSC® C014496
FSC
www.fsc.org

Für Shreya Tripathi, Henry Reider und
Tb-Fighter rund um die Welt

VORWORT
GREGORY UND STOKES

Der schottische Erfinder und Chemiker James Watt arbeitete um 1800 an einem neuen Projekt.

Er hatte es schon durch seine patentierte Verbesserung der Dampfmaschine zu Ruhm und Erfolg gebracht, die der industriellen Revolution auf die Sprünge half und damit die Menschheitsgeschichte in neue Bahnen lenkte. Die Dampfmaschine war die Mutter aller Errungenschaften, von der Dampflok über die Luftfahrt bis zu den AirPods, und blies außerdem über eine Billion Tonnen Kohlendioxid in die Atmosphäre, womit sie das Klima unseres Planeten veränderte. Durch Watts Innovation war die Dampfmaschine so viel leistungsstärker, dass wir die Maßeinheit der Leistung nach ihm benannt haben. Watt steuerte zum Werkzeug- und Wissensschatz der Menschheit auch andere wichtige Erfindungen bei, zum Beispiel eine Maschine, die Skulpturen kopieren konnte, und neue Verfahren der Chlorherstellung, um Textilien zu bleichen.

Aber Watt hoffte, sein neuestes Projekt würde alle anderen in den Schatten stellen. Um die Wende zum 19. Jahrhundert setzte er alles daran, eine chemische Verbindung zu finden, um die Lungenkrankheit zu heilen, die die Ärzte Phthisis nannten.

1794 war Watts 15-jährige Tochter Jessy an Phthisis gestorben. Nun war auch sein Sohn Gregory krank und litt an den klassischen Symptomen: hartnäckiger Husten, Nachtschweiß, Fieber und der körperliche Abbau, dem die Krankheit ihren umgangssprachlichen Namen verdankte – Schwindsucht. Gregory war Anfang zwanzig, ein hervorragender Redner und offenbar phänomenal attraktiv – ein Freund beschrieb ihn als »fürwahr den schönsten Jüngling, den ich je gesehen habe«.

Im verzweifelten Versuch, Gregorys Leben zu retten, erfand James Watt ein Gerät, das Lachgas in die Lungen leitete, in der Hoffnung, dass die Veränderung der verfügbaren Sauerstoffmenge den Körper bei der Heilung unterstützen würde. Aber die Behandlung erwies sich als erfolglos. 1804 erlag Gregory der Schwindsucht nach langem Leiden im Alter von 27 Jahren.

Im Jahr 1900 hatte sich für die Phthisis ein neuer Name etabliert: Tuberkulose. In diesem Jahr kam mein Großonkel Stokes Goodrich in einer Kleinstadt im ländlichen Tennessee zur Welt. Das Holzhaus, in dem er aufwuchs, hatte mein Urgroßvater Charles erbaut, der als Landarzt Tag und Nacht durch Franklin County ritt, um Geburtshilfe zu leisten und Kranken Medizin zu geben.

Mein Großonkel Stokes war ein kränkliches Kind. Früher – und ich schätze, bis heute – führte man Krankheiten gerne auf irgendeinen Fehler, eine Schwäche oder ein Laster zurück, die man zum Sündenbock machte. Ein deutscher Arzt aus Eisenach erklärte im 18. Jahrhundert zum Beispiel, die lebensgefährliche Krankheit einer Frau sei »vom lauten Gebell eines Hundes« ausgelöst worden. Im Fall meines Großonkels Stokes gab man einem Freund der Familie die Schuld, der Stokes, als er klein war, mit Kaffee und Süßigkeiten gefüttert hatte. Wenig später erlitt Stokes »den schlimmsten Fall von Typhus, den ich je einen Menschen überleben sah«, wie mein Urgroßvater später in unserer kurzen Familienchronik festhielt.

1918 entging der 16-jährige Stokes ein weiteres Mal nur knapp dem Tod, als er sich bei der Arbeit in einer Munitionsfabrik mit der Spanischen Grippe ansteckte. Er überlebte und trat 1920 eine Stelle als Leitungsmonteur für die Alabama Power & Light Company an. Im gleichen Jahr erkrankte Stokes an mehreren Infekten, die er optimistisch für Bronchitis hielt, aber der hartnäckige Husten ging nicht weg, und als er schließlich Blut zu husten begann, ging er zum Arzt.

So beschrieb mein Urgroßvater, was dann passierte: »Stokes besuchte einen ausgezeichneten Arzt in Gadsden, Alabama, der seine Brust röntgte und Tuberkulose an der rechten Lungenspitze entdeckte. Der Röntgenassistent, der das Bild entwickelte, sagte zu mir: ›Dr. Goodrich, Ihr Sohn hat Miliartuberkulose, und ich habe noch keinen Fall gesehen, der länger als zwei Monate zu leben hat.‹«

Stokes kam sofort in ein Sanatorium in Asheville, North Carolina, eine von vielen Kurstädten in den USA, die sich zu Tuberkulosekolonien entwickelten. »Trotz der besten Pflege, die Stokes im Sanatorium erhielt, ging es mit ihm bergab, bis er am 18. Mai 1930 über den Fluss zu seinem Herrn ging.«

Mein Großonkel Stokes starb mit 29 Jahren. Ich frage mich oft, wie es für meinen Urgroßvater gewesen sein muss, der Medizin studiert hatte, Arzt war und seinen kranken Sohn trotzdem nicht retten konnte.

Die Menschen haben so viel Macht, dass wir die Nacht erleuchten können, dass wir Lebensmittel kühlen können, dass wir die Atmosphäre verlassen und die Erde im All umkreisen können. Und doch können wir die, die wir lieben, nicht vor Leid bewahren. Das ist die Geschichte der Menschheit, wie ich sie verstehe – die Geschichte eines Lebewesens, das so viel kann, nur das nicht, was es am meisten will.

Seit dem Tod von Jessy und Gregory Watts sind über 200 Jahre vergangen, und fast ein Jahrhundert seit dem Tod meines Großonkels Stokes. Trotzdem sind im Jahr 2023 über eine Million Menschen an Tuberkulose (Tb) gestorben. Tatsächlich starben 2023 mehr Menschen an Tuberkulose als an Malaria, Typhus und Krieg *zusammen*.

Allein in den letzten 200 Jahren hat Tuberkulose über eine Milliarde Menschenleben gefordert. In seinem Buch *Tuberculosis: The Greatest Story Never Told* (»Tuberkulose – die größte Geschichte, die nie erzählt wurde«) schätzt der englische Autor Frank Ryan, dass rund ein Siebtel aller Menschen, die je gelebt haben, an Tb gestorben ist. Von 2020 bis 2022 löste Covid-19 Tb als tödlichste Infektionskrankheit der Welt ab, doch 2023 hat Tb sich den Titel zurückgeholt, den sie, soweit wir wissen, seit Anfang der Menschheit gehalten hat: Mit 1 250 000 Toten pro Jahr ist Tb heute wieder unsere tödlichste Infektionskrankheit. Der entscheidende Unterschied zwischen 1804 oder 1904 und jetzt ist nur, dass Tuberkulose heute heilbar ist, und zwar schon seit Mitte der 1950er-Jahre. Wir wissen, wie wir in einer Welt ohne Tuberkulose leben könnten. Es ist unsere Entscheidung, dass wir es nicht tun.

Im Jahr 2000 hielt der ugandische Arzt, Wissenschaftler und Autor Peter Mugyenyi eine Rede, in der er die Weigerung der reichen Welt kritisierte, den Zugang zu HIV/AIDS-Medikamenten auszuweiten. Millionen von Menschen starben jedes Jahr an AIDS, obwohl die sichere und wirksame antiretrovirale Therapie ART die meisten von ihnen hätte retten können. »Wo sind die Medikamente?«, fragte Dr. Mugyenyi. »Die Medikamente sind da, wo die Krankheit nicht ist. Und wo ist die Krankheit? Die Krankheit ist da, wo die Medikamente nicht sind.«

Das Gleiche gilt für Tuberkulose. In diesem Jahr werden

Tausende von Ärztinnen und Ärzten Millionen von Tb-Kranken versorgen, und wie mein Urgroßvater seinen Sohn nicht retten konnte, werden viele Patienten nicht gerettet werden können, weil das Heilmittel da ist, wo die Krankheit nicht ist, und die Krankheit da ist, wo das Heilmittel nicht ist.

In diesem Buch geht es um das Heilmittel – warum wir es erst in den 1950er-Jahren gefunden haben und warum wir zugelassen haben, dass seit seiner Entdeckung trotzdem 150 Millionen Menschen an Tuberkulose gestorben sind. Ich fing an, über Tb zu schreiben, weil ich wissen wollte, wie eine einzelne Krankheit still und leise so viel Einfluss auf die Menschheitsgeschichte haben konnte. Aber im Zuge meiner Recherchen wurde mir klar, dass Tuberkulose sowohl eine Form als auch ein Ausdruck der Ungerechtigkeit auf der Welt ist. Und mir wurde klar, dass die Art und Weise, wie wir eine Krankheit betrachten, unsere Gesellschaft und unseren Umgang mit ihr gestaltet. James Watt sah die Schwindsucht als mechanisches Versagen der Lunge, das richtige Verhältnis von Gasen aufzunehmen. Mein Urgroßvater verstand die Kränklichkeit seines Sohnes als Folge von Kaffee und Süßigkeiten in seiner Kindheit. Andere interpretierten Tb als Erbkrankheit, die nur bestimmte Persönlichkeitstypen trifft. Wieder andere dachten, die Krankheit werde von Dämonen, vergifteter Luft, einem Gottesurteil oder Whiskey verursacht. Und jede einzelne dieser Wahrnehmungen beeinflusste nicht nur, wie Menschen mit Tb lebten und daran starben, sondern auch *wer* mit Tb lebte und daran starb.

Heute sehen wir Tuberkulose als eine bakterielle Infektionskrankheit. Die Übertragung findet hauptsächlich durch Aerosole statt – kleinste Tröpfchen, die beim Husten, Niesen oder Sprechen von einer Person zur anderen weitergegeben werden. Jeder kann sich mit Tuberkulose anstecken – de facto sind etwa ein Viertel bis ein Drittel aller Menschen infiziert. Bei den meisten Leuten ruht der Erreger, und die Krankheit bricht nie aus. Doch fünf bis zehn Prozent der Infizierten erkranken irgendwann an offener Tuberkulose. Besonders groß ist das Risiko, wenn das Immunsystem geschwächt ist, zum Beispiel durch andere Gesundheitsprobleme wie Diabetes, HIV oder Unterernährung. Von den zehn Millionen Menschen, die 2023 an offener Tb erkrankt sind, waren über fünf Millionen unterernährt. Und weil sich die Krankheit in beengten Wohn- und Arbeitsverhältnissen besonders gut ausbreitet – in Slums oder schlecht gelüfteten Fabriken –, wird Tuberkulose auch als Armutsseuche betrachtet, eine Krankheit, die den Wegen der Ungerechtigkeit und Ungleichheit folgt, die wir ihr geebnet haben.

Die Welt, die wir teilen, ist das Ergebnis aller Welten, die wir je geteilt haben. Und für mich zeigen sich, zumindest in der Geschichte und der Gegenwart der Tuberkulose, die ganze Torheit und Brillanz und Grausamkeit und Mitgefühl der Menschheit.

Meine Frau Sarah zieht mich gern damit auf, dass für mich alles mit Tuberkulose zusammenhängt und Tuberkulose mit allem zusammenhängt. Und damit hat sie recht.

KAPITEL 1
LAKKA

Bei meinem ersten Besuch im Lakka Government Hospital vor ein paar Jahren wollte ich eigentlich gar nicht dort sein.

Sarah und ich waren in Sierra Leone, einem Land in Westafrika mit fast neun Millionen Einwohnern, weil wir mehr über die staatliche Gesundheitsversorgung von Müttern und Neugeborenen erfahren wollten. Zu dieser Zeit hatte Sierra Leone die höchste Müttersterblichkeit der Welt – jede 17. Frau starb während der Schwangerschaft oder bei der Geburt –, und wir waren dort, um mit Menschen zu sprechen, die von der Krise betroffen waren, und ihre Geschichten aufzuschreiben.[1]

Wir waren also eigentlich wegen der hohen Müttersterblichkeit da, nicht wegen der Tuberkulose, und an unserem letzten Tag in Sierra Leone war ich krank und erschöpft. (Ich bin ein bisschen fragil, was meine Gesundheit angeht, und bei fast allem anderen auch.) Aber der Arzt, der mit uns reiste, bat uns, mit nach Lakka zu kommen. Er sagte, das Lakka-Hospital, das von der internationalen Non-Profit-Organisation Partners in Health unterstützt wird, liege mehr oder weniger auf dem Weg zum Flughafen, und er müsse dort ein paar Fälle mit Kollegen besprechen.

Zu diesem Zeitpunkt wusste ich fast nichts über Tuberkulose. Für mich war es eine Krankheit aus der Vergangenheit – ein diffuses Leiden, das depressiven Dichterinnen und Dichtern des 19. Jahrhunderts den Garaus machte, nicht Menschen aus der Gegenwart. Aber wie ein Freund einmal zu mir sagte:

»Nichts ist so privilegiert wie die Annahme, die Geschichte wäre Vergangenheit.«

Als wir in Lakka ankamen, wurden wir direkt von einem kleinen Jungen begrüßt, der sich als Henry vorstellte. »Henry heißt auch mein Sohn«, entgegnete ich, und er lächelte. Die meisten Sierra-Leoner sprechen mehrere Sprachen, aber Henrys Englisch war besonders gut, vor allem für ein Kind, und so konnten wir ein Gespräch führen, das über meine paar Brocken auf Krio hinausging. Ich fragte Henry, wie es ihm ging, und er sagte: »Ich bin froh, Sir. Ich fühle mich beherzt.« Er liebte dieses Wort. Wer liebt es nicht? *Beherzt* heißt mutig, aber mit einem Mut, der aus dem Herzen kommt.

Mein Sohn Henry war damals neun, und dieser Henry schien ungefähr im gleichen Alter zu sein – ein kleiner Kerl mit dünnen Beinen und einem breiten, albernen Lächeln. Er trug Shorts und ein übergroßes Rugby-Hemd, das ihm fast bis zu den Knien hing. Henry hielt mich an meinem T-Shirt fest und begann, mich durch das Krankenhaus zu führen. Er zeigte mir das Labor, wo eine Technikerin durch ein Mikroskop sah. Henry durfte auch einen Blick in das Mikroskop werfen und forderte mich auf, das Gleiche zu tun, während die Labortechnikerin, eine junge Frau aus Freetown, uns erklärte, dass der Abstrich, den sie untersuchte, Tuberkuloseerreger enthielt, obwohl der Patient seit mehreren Monaten die Standardtherapie erhielt. Sie wollte mir mehr von dieser »Standardtherapie« erzählen, aber Henry zog mich am T-Shirt weiter. Er zeigte mir die Stationen – einen Komplex schlecht belüfteter Gebäude mit Krankenzimmern, die vergitterte Fenster, dünne Matratzen und keine Klos hatten. Auf den Stationen gab es keinen Strom, und es gab auch nicht durchgängig fließendes Wasser. Auf mich wirkten die Zimmer wie Gefängniszellen. Bevor Lakka ein Tuberkulosezentrum wurde, war es eine Isolationseinrichtung für Leprakranke gewesen – und genau so fühlte es sich an.

In jedem Zimmer lagen ein bis zwei Patienten auf Pritschen, meistens auf dem Rücken oder auf der Seite. Ein paar saßen vorgebeugt auf der Bettkante. Die Männer (die Frauen waren auf einer anderen Station) waren alle dünn. Manche waren so ausgezehrt, dass sie nur noch aus Haut und Knochen zu bestehen schienen. Als Henry und ich durch einen überdachten Gang von einem Gebäude zum anderen gingen, sahen wir einen jungen Mann, der Wasser aus einer Plastikflasche trank und gleich darauf eine Mischung aus Galle und Blut erbrach. Ich drehte mich instinktiv weg, aber Henry starrte den Mann unverwandt an.

Ich stellte mir vor, dass Henry das Kind von jemandem war, der hier arbeitete – einem Arzt, einer Ärztin oder jemandem von den Krankenhausangestellten. Alle schienen ihn zu kennen, und alle hielten bei der Arbeit inne, um ihn zu begrüßen, wuschelten ihm durchs Haar oder drückten seine Hand. Auch mich hatte Henry sofort um den Finger gewickelt – er erinnerte mich an meinen Sohn, weil er die gleiche lustige Mischung aus Schüchternheit, Überschwang und dem Wunsch nach Kontakt hatte.

Irgendwann brachte Henry mich zu dem Raum in der Nähe des Haupteingangs zurück, wo sich das Ärzteteam unterhielt, und eine der Krankenschwestern verscheuchte ihn liebevoll und lachend.

»Wer ist er?«, fragte ich.

»Henry?«, fragte sie zurück. »Unser Liebling.«

»Er ist einer der Patienten, die uns Sorgen machen«, sagte ein Arzt, der sich Dr. Micheal nannte.

»Er ist Patient hier?«, fragte ich erstaunt.

»Ja.«

»So ein lieber kleiner Junge«, sagte ich. »Ich hoffe, es ist nichts Ernstes.«

Dr. Micheal erklärte mir, dass Henry kein kleiner Junge mehr war. Henry war 16. Er war nur so klein, weil er in seiner Kindheit zu wenig zu essen bekommen hatte und die Tuberkulose seinen Körper auszehrte.

»Aber es scheint ihm ganz gut zu gehen«, sagte ich. »Er hat viel Energie. Er hat mich durchs ganze Krankenhaus geführt.«

»Das liegt an den Antibiotika«, erklärte Dr. Micheal. »Aber wir wissen, dass sie nicht stark genug sind. Wir sind fast sicher, dass sie am Ende versagen, und das ist ein großes Problem.« Er kniff die Lippen zusammen und zuckte die Schulter.

Vieles von dem, was er sagte, verstand ich nicht.

Als wir zum Auto gingen, sah ich Henry wieder. Er stand am Eingang des Krankenhauses, und ich fragte, ob ich ein Foto von ihm machen dürfe. Er willigte ein, und ich knipste ein paar Bilder.

Dann gingen wir die Fotos zusammen durch. Ich versuchte ihm zu erklären, dass ich hinter meiner Maske lächelte. Henry trug keine Maske – seine Bakterienlast war so gering, dass er kein Infektionsrisiko darstellte. Als wir uns unterhielten, ertappte ich mich dabei, dass ich ihn jetzt anders sah als vorher, als ich ihn für den Sohn einer Krankenhauskraft gehalten hatte. Jetzt erinnerte er mich nicht mehr an meinen neunjährigen Sohn; jetzt war er ein abgemagerter junger Mann. Als er zu mir aufschaute, sah ich die gelbe Trübung im Weiß seiner Augen – eine Nebenwirkung seiner Behandlung, die die Leber schädigte. Ich sah die Schwellung an seinem Hals – wie ich später erfuhr, hatte die Tb die Lymphknoten befallen. Ich fragte ihn, ob er jeden Tag Medikamente nehmen musste.

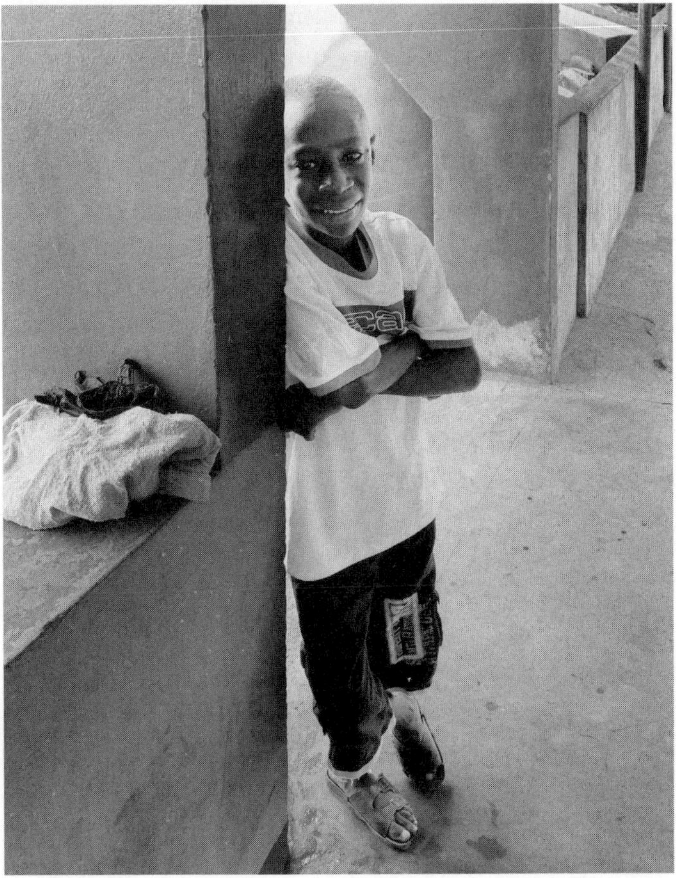

»Ja«, sagte er. »Welche zum Schlucken. Und ich bekomme Spritzen.«

»Ist das unangenehm?«

Seine Augen wurden groß, als er nickte.

Henry erzählte mir, dass die Spritzen unter der Haut wie Feuer brannten und dass die Medikamente zahlreiche Nebenwirkungen hatten, aber die schlimmste sei der Hunger. Aktive Tuberkulose führt zu Appetitlosigkeit und Bauchschmerzen, und sobald die Therapie zu wirken beginnt und die Infektion bekämpft, kommt der Hunger zurück, was ein gutes Zeichen ist – aber nur, wenn genug zu essen da ist.

Jahre später erzählte mir eine Tb-Überlebende von dem Hunger. Ich war wieder in Lakka und saß im riesigen Schatten des alten Mangobaums, einem der wenigen schönen Orte auf dem Krankenhausgelände, das sonst nur aus rotem Staub und Gebüsch bestand. Drei lange, grob behauene Bänke wurden den ganzen Tag dem Schatten des Mangobaums hinterhergetragen. Auf der Bank gegenüber saß eine junge Frau, nennen wir sie Marie, vorgebeugt, die Ellbogen auf den Knien. Als Marie im Krankenhaus ankam, war sie so dünn, dass sie sich nicht mehr auf den Beinen halten konnte, und auf dem Röntgenbild ihrer Brust war fast kein gesundes Lungengewebe mehr zu sehen. Sie war einen Meter sechzig groß und wog bei ihrer Einlieferung vielleicht dreißig Kilogramm.

Marie erzählte mir, dass sie Tag und Nacht von Essen träumte, seit es ihr langsam besser ging, und dass sie sogar überlegt hatte, Schlammsuppe zu machen und Stöcke zu essen. Sie stellte sich vor, wie knusprig die Stöcke wären und welche gesunden, guten Nährstoffe darin steckten. Sie konnte an nichts anderes als an Essen denken.

Fast entschuldigend sagte die Krankenschwester, die neben uns saß: »Jeder hier bekommt drei Mahlzeiten am Tag, große Mahlzeiten. Aber es reicht einfach nicht.« Es reichte lange nicht, doch die Schwester erklärte, selbst drei Mahlzeiten am Tag wären schwer zu beschaffen, weil die Verpflegung nicht als Teil der Tuberkulosetherapie galt, und deshalb war dafür kein Geld da. Manche Patienten hatten solchen Hunger, sagte sie, dass sie das Krankenhaus verließen und die Therapie abbrachen, was das Risiko erhöhte, dass die Tb-Bakterien, die sie in sich trugen, sich weiter vermehrten und gegen die Standardtherapie resistent wurden. Aber die Patienten hielten den Hunger einfach nicht aus.

In Henrys kurzen, wunderschön geschriebenen Lebenserinnerungen erwähnt auch er den Hunger häufig. Er nennt Lakka einen Ort, »an dem Hoffnung und Verzweiflung eng verflochten waren … Ich war in einer Welt gelandet, in der das Essen knapp, das Wasser rationiert und die Kleidung für die kalten Nächte ungeeignet war«.

Nach meiner ersten Begegnung mit Henry fragte ich eine der Schwestern, ob er wieder gesund würde. »Oh, wir lieben unseren Henry!«, sagte sie. Sie erzählte mir, er habe in seinem jungen Leben schon viel mitgemacht. Zum Glück, sagte sie, komme seine Mutter Isatu, die ihn über alles liebte, regelmäßig vorbei und bringe ihm, wann immer möglich, etwas zu essen mit. Die meisten Patienten in Lakka bekamen keinen Besuch. Viele waren von ihrer Familie im Stich gelassen worden, weil ein Tuberkulosefall in der Familie als große Schande galt. Aber Henry hatte Isatu.

Mir fiel auf, dass die Schwester mit keinem Wort auf meine Frage, ob er wieder gesund werde, geantwortet hatte.

»Er ist so ein fröhliches Kind«, erzählte sie. »Er heitert alle auf. Als er noch zur Schule gehen konnte, nannten ihn die anderen Kinder Pastor, weil er immer Gebete und Hilfe für sie hatte.«

Auch das war keine Antwort auf meine Frage.

»Wir kämpfen für ihn«, sagte sie zum Schluss.

KAPITEL 2
COWBOYS UND MÖRDER

Als ich aus Lakka zurück nach Indianapolis kam, begann ich mich mit der Geschichte der Tuberkulose zu beschäftigen, die plötzlich überall auftauchte, in der Mode über die Weltkriege bis hin zur Geografie, und ich stellte fest, dass ich über nichts anderes mehr reden konnte. Jemand sagte etwas über New Mexico, und ich gab zurück: »Wusstest du, dass New Mexico unter anderem wegen Tuberkulose als Bundesstaat in die USA aufgenommen wurde?« Oder wenn das Gespräch auf den Ersten Weltkrieg kam: »Wusstest du, dass die Tuberkulose beim Ausbruch des Ersten Weltkriegs eine Rolle gespielt hat, wenn auch keine Hauptrolle?« Oder auf einer Halloweenparty bei unseren Nachbarn zu einem Zehnjährigen, der als Cowboy verkleidet war: »Wusstest du, dass wir den Cowboyhut der Tuberkulose verdanken?«

Was übrigens stimmt: In den 1850er-Jahren begann ein junger Mann namens John, der in New Jersey Hutmacher war, Blut zu husten. John ging zum Arzt und erfuhr, dass er Schwindsucht hatte. Nach dem Wissensstand seiner Zeit bestand Johns einzige Überlebenschance darin, in den Westen zu gehen.

Der amerikanische Westen war seit jeher ein Sehnsuchtsort, der mit Flucht, Freiheit und letzten Hoffnungen verknüpft war. »Wir alle wollen irgendwann in den Westen«, heißt es in Robert Penn Warrens Roman *Das Spiel der Macht* (im Original *All the King's Men*, 1946), für den er den Pulitzer-Preis erhielt. »Dort gehst du hin, wenn die Erde verbrannt ist und die Kiefern näher rücken. Dort gehst du hin, wenn der Brief kommt, in dem steht: Hau ab, alles ist aufgeflogen.« Und dort gingen die Schwindsüchtigen hin, um ihr Leben zu verlängern.

Im 19. und frühen 20. Jahrhundert hielt man trockene Luft für die beste Schwindsuchtkur, denn die Lunge Schwindsüchtiger schien zu feucht, genau wie die stickige, schwüle Luft amerikanischer Großstädte, New York oder Baltimore zum Beispiel, wo die Schwindsucht grassierte. Also flohen die Kranken ins trockene Klima von Kalifornien, Arizona und New Mexico, dem »Land der neuen Lungen«. Wie ein Prospekt mutig versprach: »Komm in den Westen und lebe.«

Städte wie Pasadena und Colorado Springs wurden mehr oder weniger für Schwindsuchtpatienten und ihre Familien aus dem Boden gestampft. Aber es war nicht nur die Wüstenluft, der man heilende Kräfte zuschrieb. Ärzte empfahlen auch Seeluft, Bergluft, Waldluft oder italienische Luft. Auch wenn die Begründungen der jeweiligen »Reisekur« auseinandergingen, das Argument blieb dasselbe: Die Schwindsucht wütete in den großen Städten, also musste die Lösung auf dem Land liegen. (Diese Ansicht galt übrigens nicht nur in Europa und den USA. Auch der schwindsüchtige japanische Dichter Masaoka Shiki reiste in der Hoffnung auf Besserung aufs Land, genau wie der südamerikanische Revolutionär Simón Bolívar.)

John, unser Hutmacher, kam allerdings nicht bis zur Westküste, sondern nur nach St. Joseph, einem rauen Grenzstädtchen am Missouri River, das als Tor zum Wilden Westen galt. Schwer zu sagen, was an St. Josephs feuchtwarmer, drückender Luft besonders Tb-freundlich sein sollte, aber John ließ sich für eine Weile dort nieder, und – Wunder über Wunder – es ging ihm bald besser. Aus Gründen, die bis heute nicht ganz klar sind, werden etwa 20 bis 25 Prozent derer, die an offener Tuberkulose erkranken, auch ohne Behandlung wieder vollständig gesund, und zu dieser glücklichen Minderheit gehörte John.

Als er in den nächsten Jahren wieder zu Kräften kam, machte John eine Beobachtung: Die Hüte im Wilden Westen taugten nichts. Trapper und Pelzhändler europäischer Abstammung trugen gern verlauste, krempenlose Mützen aus Waschbärfell. Die Leute, die von Süden, aus Texas und Mexiko, nach Missouri kamen, bevorzugten breitkrempige Strohhüte, die sie vor Sonne schützten, aber nicht vor Regen. Und so erfand John B. Stetson, als er nach seiner Genesung in den Nordosten zurückkehrte, einfach eine neue Art von Hut, die fortan als Cowboyhut oder Stetson bekannt wurde.[2]

Auch die Sache mit New Mexico war kein Witz. Obwohl New Mexico seit 1848 zum Hoheitsgebiet der Vereinigten Staaten gehörte, waren viele weiße Amerikaner skeptisch, ob das Territorium die Rechte eines Bundesstaats verdiente. Schließlich lebten dort vor allem Indigene und Leute, deren Muttersprache Spanisch war. Und obwohl es in New Mexico bereits alle nötigen Institutionen gab, die Bevölkerung groß genug war und eine große Mehrheit den Beitritt befürwortete, lehnte der US-Kongress, der die Gesetze verabschiedete, New Mexicos Antrag, in den Staatenbund aufgenommen zu werden, immer wieder ab.

Den Politikern in New Mexico wurde klar, dass sie einen größeren Anteil weißer und englischsprachiger Einwohner brauchten, um den Kongress umzustimmen. Und so entstand die Idee, die Schwindsüchtigen aus dem Nordwesten und Süden der USA mit dem Versprechen von Wüstenluft, klarem Himmel und hochkarätiger Schwindsuchtversorgung nach New Mexico zu locken. Der Plan ging auf – bis 1910 waren zehn Prozent *aller* Bewohnerinnen und Bewohner New Mexicos Tuberkulosepatienten, und mit diesem neuen weißen Bevölkerungsanteil ließ sich der Kongress endlich erweichen und nahm New Mexico im Jahr 1912 als 47. Bundesstaat in die Vereinigten Staaten auf.

Löste Tuberkulose den Ersten Weltkrieg aus? Nicht direkt, aber ich würde argumentieren, dass Tb wenigstens als Nebenauslöser zu den Hauptursachen gehört – dem System der europäischen Allianzen im frühen 20. Jahrhundert, der wachsenden Militarisierung, dem Imperialismus und so weiter.

Vielleicht erinnerst du dich aus dem Geschichtsunterricht, dass der Erste Weltkrieg nach der Ermordung des österreichisch-ungarischen Erzherzogs Franz Ferdinand begann, die als das dilettantischste Attentat aller Zeiten in die Geschichte einging. Auf einer Seite hatten wir die verblüffend unfähige Entourage des Erzherzogs und auf der anderen eine Bande verblüffend unfähiger Attentäter, die zur Hälfte aus schwindsüchtigen Teenagern bestand.

Anfang 1914 planten der Erzherzog und seine Frau einen Besuch in Sarajevo, das Teil von Österreich-Ungarn war – wenn auch ein widerspenstiger Teil. Auf dem Balkan wünschten sich viele, dass ihre stiefmütterlich behandelten Regionen unabhängige Staaten wurden, und zu diesen Leuten gehörten auch die drei Belgrader Jugendlichen Nedeljko Čabrinović, Trifko Grabež und Gavrilo Princip. Alle drei waren 19 und standen in Verbindung mit der Schwarzen Hand, einer Revolutionsgruppe, die Serbien vom österreichisch-ungarischen Joch befreien wollte.

Čabrinović, Grabež und Princip waren schwer an Tuberkulose erkrankt. Sie wussten, dass sie bald sterben würden. Wie der Historiker John Simkin in der Online-Enzyklopädie *Spartacus Educational* schreibt: »Daher waren sie bereit, ihr

Leben für ein höheres Ziel zu geben.« Als nun bekannt wurde, dass Erzherzog Franz Ferdinand, der Thronfolger von Österreich-Ungarn, durch die Straßen von Sarajevo fahren würde (und zwar in einem offenen Auto), reisten die drei Männer mit dem Plan an, den Erzherzog zu ermorden. In Sarajevo trafen sie sich mit drei Mitverschwörern, und jeder der sechs bekam eine Pistole, Handgranaten und eine Zyankali-Pille mit der Anweisung, sich das Leben zu nehmen, sobald der Erzherzog tot war.

Die Mission entwickelte sich zu einer ausgemachten Katastrophe. Drei der Männer (die drei Gesunden!) wollten oder konnten im letzten Moment nicht mehr mitmachen, aber die Jungs aus Belgrad standen zu ihrem Wort. Čabrinović bekam Franz Ferdinand auf der Paradestrecke zuerst ins Visier; er warf eine Bombe auf den erzherzoglichen Wagen, verfehlte ihn und verletzte stattdessen mehrere Insassen des nachfolgenden Autos. Dann schluckte Čabrinović die Zyankali-Kapsel, die allerdings zu wenig Zyankali enthielt, um ihn umzubringen, woraufhin er sich in den nahen Fluss warf, um sich zu ertränken, aber der Fluss war an dieser Stelle nur zwanzig Zentimeter tief, und er wurde umgehend verhaftet.

Das Auto des Erzherzogs brauste davon, und die verbliebenen Mitverschwörer gaben auf. Wahrscheinlich wäre Franz Ferdinand, nachdem er so knapp einem Mordanschlag entkommen war, besser in sein Hotel zurückgekehrt, aber ein Begleiter überredete ihn, die Spazierfahrt fortzusetzen, indem er sagte: »Oder glauben Sie vielleicht, ganz Sarajevo ist voll von Mördern?«

Minuten später bog der Fahrer, der sich nicht besonders gut auskannte, falsch ab und musste anhalten, um den Rückwärtsgang einzulegen. Und wo blieb der Wagen stehen, wenn nicht ausgerechnet vor Gavrilo Princips Nase? Princip erschoss sowohl den Erzherzog als auch seine Frau Sophie, und dann nahm er die Zyankali-Kapsel, die bei ihm natürlich genauso versagte wie bei seinem Kollegen. Er und seine Mitverschwörer wanderten ins Gefängnis. Als Teenager konnten sie nicht zum Tode verurteilt werden, aber die Regierung brauchte kein Erschießungskommando. Alle drei waren noch vor Kriegsende tot, weil alle drei an Tuberkulose starben.

Es ist faszinierend, den Spuren der Tuberkulose durch die Geschichte zu folgen, aber es wäre natürlich falsch zu behaupten, Princips Schwindsucht hätte den Ersten Weltkrieg ausgelöst, die Tuberkulose hätte New Mexico zum Bundesstaat gemacht und so weiter. Wenn man Geschichte nur aus einer Perspektive betrachtet, entsteht ein verzerrtes Bild, weil Geschichte viel zu komplex ist, um aus einem Blickwinkel alle Kräfte zu erfassen.

Außerdem ist es zwar faszinierend zu sehen, wie Tb unsere Kultur und Geschichte beeinflusst hat, aber viel wichtiger ist die Frage, wie unsere Kultur und Geschichte die Tuberkulose beeinflusst haben. Über viele Jahrhunderte hat die Krankheit von Voreingenommenheit und blinden Flecken profitiert und Wege genommen, die gesellschaftliche Ungerechtigkeiten gebahnt haben. Natürlich handelt die Tuberkulose nicht bewusst, aber seit langer Zeit nutzt sie gesellschaftliche Kräfte und Vorurteile, um sich dort auszubreiten, wo Machtstrukturen menschliches Leben entwerten – eine Erfahrung, die Henry und seine Mutter Isatu in Sierra Leone nur zu gut kennen.

KAPITEL 3
SIEH DIR UNSER SCHIENENNETZ AN

Es heißt oft, Sierra Leone sei ein armes Land, aber das ist nicht der Fall. Sierra Leone ist ein extrem reiches Land mit riesigen Bodenschätzen – Erze und vor allem Diamanten, die in den Jahrhunderten des Kolonialismus so manche britische Krone schmückten. Als Sierra Leone 1961 unabhängig wurde, stellte die Umstellung der Wirtschaft weg vom Rohstoffexport eine große Herausforderung für die neue Regierung dar. Einerseits war die Infrastruktur dank der Kolonialherrschaft auf den Abbau und Export von Diamanten und Mineralien ausgerichtet, und andererseits änderte die Unabhängigkeit nichts an der Tatsache, dass sich die meisten Vermögenswerte in ausländischer Hand befanden (und bis heute dort sind). Obwohl seit der Unabhängigkeit die Wirtschaft wuchs und die Lebenserwartung stieg, blieb Sierra Leone ein extrem armes Land.

Wie der Sierra-Leoner Arzt Bailor Barrie zu mir sagte: »Wenn du wissen willst, warum Sierra Leone so arm ist, musst du dir nur unser Schienennetz ansehen.« Und das tat ich. So sieht es auf der Karte von Sierra Leone aus:

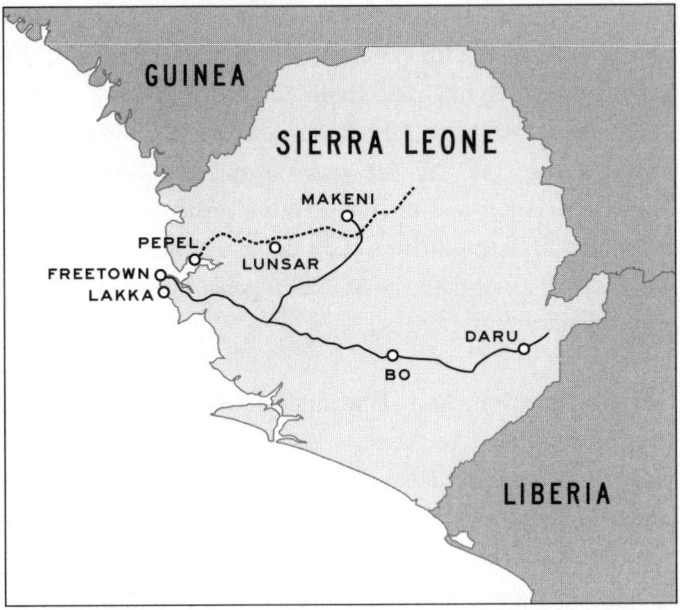

Die Eisenbahnstrecken, die unter der Kolonialherrschaft gebaut wurden, verbanden nicht die Menschen miteinander. Sie verbanden die rohstoffreichen Gebiete im Landesinneren von Sierra Leone mit der Küste von Sierra Leone, wo die Rohstoffe auf Schiffe geladen und abtransportiert werden konnten. Das Geschäftsmodell des Britischen Empire war die Ausbeutung von Rohstoffen, und die Briten bauten eine Infrastruktur auf, die genau für diesen Zweck gedacht war. Gab es Schulen? Ein paar, um die Arbeitskräfte auszubilden, die das Empire brauchte. Gab es Krankenhäuser? Ein paar, um die Arbeitskräfte des Empire zu behandeln. Aber dem Empire ging es vor allen Dingen darum, die Bodenschätze so schnell und effektiv wie möglich aus Sierra Leone zu exportieren.

In den nördlichen Ländern hört man manchmal noch von dem Fortschritt, den der Kolonialismus den kolonisierten Gebieten in Form von Straßen, Krankenhäusern und Schulen gebracht habe, aber dafür spricht nicht viel. Im Jahr 1950 lag die Lebenserwartung in Großbritannien bei 69 Jahren. In Sierra Leone lag sie nach 150 Jahren Kolonialherrschaft bei 30 Jahren – weniger als die Lebenserwartung des Cro-Magnon-Menschen, der 45 000 bis 12 000 Jahre vorher gelebt hat. Die koloniale Infrastruktur war nicht dafür errichtet worden, die Gesellschaft zu stärken; sie war dafür gebaut worden, sie auszunehmen.

Sierra Leone war mehrere Jahrhunderte britisches Protektorat, aber schon vorher verbreiteten die Briten Angst und Schrecken im Land. Der Historiker Stephen Greenblatt machte mich auf den Bericht des Kaufmanns John Sarracoll aufmerksam, der 1586–1587 Sierra Leone bereiste:

> »Am vierten November gingen wir an Land und besuchten eine Siedlung der *Negroes* [...] Sie bestand aus etwa zweihundert Häusern und war von mächtigen Bäumen umgeben und Pfählen, so dick, dass keine Ratte hinein- oder herausgelangte. Durch Zufall fuhren wir direkt in einen unbefestigten Hafen und enterten mit solcher Macht, dass alle Bewohner aus der Stadt flohen, die nach ihrer Manier gut gebaut und deren Gassen so verschlungen waren, dass wir kaum den Weg, den wir hineingekommen waren, wieder herausfanden. Wir stellten fest, dass in den Häusern und Straßen eine [...] Sauberkeit herrschte, die uns Bewunderung abrang, denn weder in den Häusern und noch auf den Straßen lag genug Staub, um eine Eierschale zu füllen. In den Häusern fanden wir wenig Nützliches bis auf ein paar Matten, Kürbisse und irdene Töpfe. Beim Aufbruch setzten unsere Männer die

Stadt in Brand, und innerhalb einer Viertelstunde war sie (zum größten Teil) abgebrannt, denn die Häuser waren mit Schilf und Stroh gedeckt.«

Die Geschichte von Zerstörung und Gewalt nahm mit dem Sklavenhandel an Grausamkeit noch zu. Mindestens eine halbe Million Menschen wurde im 18. und 19. Jahrhundert aus dem Gebiet des heutigen Sierra Leone entführt und in die Sklaverei verkauft. Eine Walze des Terrors rollte durch die ganze Region. Sklavenjäger brachen nachts in Häuser ein und verschleppten ganze Familien. Kinder und junge Erwachsene wurden gekidnappt, wenn sie auf der Jagd waren oder Wasser holten. Auf einer Straße, die Kaw-we-li oder »Kriegsstraße« hieß, weil sie so gefährlich war, entführten portugiesische Sklavenjäger einen Jungen aus dem Dorf Mende. Der Junge war etwa sechs, als er auf ein Sklavenschiff verfrachtet wurde. Als Erwachsener trug er den Namen Kaw-we-li, wahrscheinlich der Name, den ihm die Sklavenhändler gaben. Gut möglich, dass der kleine Kaw-we-li den Namen, den ihm seine Eltern gegeben hatten, vergessen hatte und sich nur noch mit dem Ort seiner Entführung identifizierte.

Durch den Sklavenhandel starben Millionen von Menschen, Handelsstraßen wurden stillgelegt und die gesellschaftliche Ordnung auf den Kopf gestellt. Gemeinden gingen kaputt, nicht nur, weil so viele verschleppt wurden, sondern auch, weil fast jede wirtschaftliche Aktivität, vom Warentransport bis zum Verkauf auf dem Markt, das Risiko barg, entführt zu werden.

In Sierra Leone ist die Geschichte besonders kompliziert. Im Jahr 1783 belohnten die Briten viele versklavte Menschen, die im Amerikanischen Unabhängigkeitskrieg für die Briten gekämpft hatten, mit der Freiheit.[3]

Mindestens 4000 dieser nun freien ehemaligen Soldaten wurden nach der Niederlage der Briten nach Nova Scotia im heutigen Kanada umgesiedelt. Doch viele von ihnen waren dort unglücklich, weil sie nicht nur unter der Kälte und den extremen Wetterbedingungen, sondern auch weiter unter Diskriminierung litten, und so reichte Thomas Peters 1791 bei der britischen Kolonialbehörde den Antrag ein, die Gemeinde in eine der neuen Kolonien in Westafrika übersiedeln zu lassen. So entstand die Stadt Freetown, die spätere Hauptstadt der britischen Kolonie Sierra Leone. In den folgenden Jahrzehnten wurden noch Tausende freigelassener Sklaven und Rebellenführer nach Freetown gebracht, Männer und Frauen aus Amerika, Kanada oder Jamaika. Ihre Nachkommen, die Krios, sind bis heute in Sierra Leone.

Anfang 1807 wurde der Sklavenhandel von den Briten geächtet (auch wenn es noch bis 1833 erlaubt war, Sklaven zu besitzen), und jedes Mal, wenn die Royal Navy ein Sklavenschiff fand und kaperte, ließ sie die versklavten Menschen frei und siedelte sie in Freetown an, egal, wo sie eigentlich herkamen. Damit wuchs Freetown und auch die Vielfalt der Stadt. Krio – die Sprache der Krios – enthält Wörter aus dem Englischen und aus vielen verschiedenen westafrikanischen Sprachen und ist bis heute die Verkehrssprache in Sierra Leone. Als Freetown zum wirtschaftlichen Zentrum der boomenden Kolonie wurde, zogen von überallher Leute in die Stadt.

Henrys Vater war Krio, was hieß, dass Henrys amerikanische Wurzeln wahrscheinlich älter als meine waren. (Meine Vorfahren kamen erst im späten 19. Jahrhundert in die USA.)

Es ist wahr und wichtig, daran zu erinnern, dass viele Sierra-Leoner arm sind – laut den Vereinten Nationen sind 59 Prozent der Bevölkerung in Sierra Leone »mehrdimensional arm«. Aber es ist genauso wahr, dass viele Sierra-Leoner nicht arm sind, dass das Land von wirtschaftlicher, religiöser und kultureller Vielfalt geprägt ist und dass jeder Versuch, eine Nation von fast zehn Millionen Menschen in eine Schublade zu stecken, eine mutwillige Simplifizierung ist. Gleichzeitig müssen wir verstehen, dass das Land immer wieder Krisen erlebt hat, die nicht nur auf das Konto unfähiger und korrupter Beamter gingen (obwohl beides wahrscheinlich eine Rolle gespielt hat), sondern vor allem auf das Erbe der Geschichte.[4]

Manche Leute versuchen Sierra Leones Armut mit seiner Geografie zu erklären – die Flüsse Westafrikas seien nicht lang genug oder nicht schiffbar, es gebe nicht genug gute Häfen; der »Fluch der Bodenschätze« führe dazu, dass die Wirtschaft auf Rohstoffabbau ausgerichtet ist statt auf Weiterverarbeitung und Investitionen, etc. Aber diese Erklärungen blenden die Geschichte aus. Bis ins 15. Jahrhundert galten die Menschen Westafrikas in Europa als reich und mächtig. (Tatsächlich war der reichste Mensch aller Zeiten wahrscheinlich Mansa Musa, der König des westafrikanischen Reichs Mali im 14. Jahrhundert.) Die Armut von Ländern wie Sierra Leone ist weder natürlich noch festgeschrieben.

Henrys Mutter Isatu wurde 1968 geboren, sieben Jahre, nachdem Sierra Leone unabhängig wurde. Sie wuchs im Distrikt Bonthe im Süden des Landes auf. Ihre Familie stammt von den Mende, einer der größten Volksgruppen in Sierra Leone, die am schlimmsten vom atlantischen Sklavenhandel betroffen war. Als Kind hörte Isatu Geschichten von Sklavenjagden, die selbst lange nach der Ächtung des Sklavenhandels durch Großbritannien noch stattfanden.

Ich möchte mir Isatus Leben auf keinen Fall nur arm oder nur hart oder nur irgendetwas vorstellen. Ja, sie wuchs in einem Dorf auf, in dem viele Bewohner unterernährt waren, und sie hungerte häufig, vor allem, nachdem ihr Vater starb, als sie zehn Jahre alt war. Aber sie erinnert sich an glückliche frühe Jahre in Bonthe – »Freude, Freude, Freude« –, in denen sie zur Schule und jeden Sonntag in die Kirche ging.[5] Sie liebte die Schule (und war sehr gut). Sie verbrachte gern Zeit mit ihren vielen Freunden und war froh, dass immer jemand zum Spielen da war, der sie kannte und mochte. Die Kinder aus dem Dorf dachten sich zusammen Spiele aus, und dann bekamen sie sich über die Regeln in die Haare. Als Isatu mir von ihrer Kindheit erzählte, musste ich an Nikki Giovannis Gedicht »Nikki-Rosa« von 1968 denken, das so anfängt:

Kindheitserinnerungen sind immer mies,
wenn du Schwarz bist,
du denkst immer an Dinge wie die Bude in Woodlawn
ohne Innenklo,
und wenn du später berühmt bist oder so,
erwähnt keiner, wie glücklich du warst, dass du
deine Mutter
für dich hattest, und
wie gut sich das Wasser anfühlte, wenn du zum Baden
in einer dieser
großen Tonnen saßt, die sie in Chicago zum Grillen
benutzen

Einmal, als Isatu von ihrer Kindheit erzählte, benutzte die Dolmetscherin das Wort »verwoben«. »Meine Freunde und ich waren verwoben.«

Ich weiß nicht, wie es ist, in einem sicheren, ruhigen Dorf im Süden von Sierra Leone aufzuwachsen, aber ich kenne das glückliche Gefühl, in ein soziales Geflecht verwoben zu sein –

sich als Teil der Welt zu fühlen, nicht als etwas von ihr Losgelöstes –, und so hat mir Isatu ihre frühen Jahre beschrieben. Aber dann kam der Krieg.

1991, als Isatu 23 war, brach in Sierra Leone ein langer, grausamer Bürgerkrieg aus. Der Krieg kostete über 50 000 Menschenleben und traumatisierte Millionen. Das Schlimme war, erzählte mir Isatu, dass beide Kriegsparteien jederzeit in ein Dorf einfallen, die Hütten plündern und niederbrennen und die Leute ermorden konnten. Das Schlimmste war nicht der eigene Tod, sondern der Tod der Gemeinschaft.

Wie viele andere zog Isatus Familie nach Freetown, weil die Stadt vor den größten Gräueln geschützt schien. In einer relativ sicheren Phase lernte sie in der Kirche Henrys Vater kennen. Als Isatu merkte, dass sie mit Henry schwanger war, kam der Krieg auch nach Freetown. Die Rebellen übernahmen die Stadt. »Es gab keinen sicheren Ort mehr, weil die Kriegsparteien durch Freetown zogen und wahllos mordeten«, erzählte sie mir. »Ich zog von einer Unterkunft zur anderen, wohnte bei Freunden und Familie. Es war die schlimmste Zeit meines Lebens. Ich war schwanger, ich hatte nicht genug zu essen. Ich konnte nicht ins Krankenhaus. Manchmal hatte ich kein Dach über dem Kopf. Nur durch Gottes Gnade habe ich diese Zeit überlebt.«

Henry kam zwar im Krankenhaus zur Welt, aber als zwei Jahre später seine kleine Schwester kam, waren die Krankenhäuser in Freetown so schlecht ausgerüstet und besetzt, dass Isatu es vorzog, ihr Kind zu Hause zu bekommen. Als der Krieg 2002 endlich vorbei war, war Isatu 34 und hatte zwei kleine Kinder. Den Traum von einem Studium hatte sie aufgegeben, und sie arbeitete an einem Marktstand, wo sie mit ihrer Schwester Bratöl und Putzmittel verkaufte.

Als ich das erste Mal mit Isatu sprach, fragte sie mich nach dem Namen meiner Frau und meiner Kinder. »Sarah, Henry und Alice«, antwortete ich. Wir unterhielten uns mit einer Dolmetscherin, also war ich überrascht, als Isatu Englisch sprach: »*Wife Sarah, child Henry, child Alice*«, sagte sie, »I will pray for them.« Bei manchen Leuten klingt es wie eine Floskel, wenn sie sagen, dass sie für dich beten. Aber nicht, wenn Isatu es sagt.

KAPITEL 4
VON REICHTUM NIE GEBANNT

Es ist doch seltsam, dass sich die Geschichte der Menschen so wenig mit Krankheiten beschäftigt. In meinem College-Grundkurs über die Menschheitsgeschichte nahmen wir Kriege, Weltreiche und Handelswege durch, aber von Mikroben war herzlich wenig die Rede, obwohl Krankheiten entscheidende Weichensteller im menschlichen Leben sind. Wie Virginia Woolf in ihrem Essay »Über das Kranksein« schreibt: »Bedenkt man, [...] welche Öden und Wüsten des Innern ein leichter Grippeanfall vor Augen führt, [...] dann erscheint es wirklich seltsam, dass nicht die Krankheit mit der Liebe und dem Kampf und der Eifersucht zusammen ihren Platz unter den Hauptthemen der Literatur eingenommen hat.«

Vielleicht hat es unter anderem mit dem Wesen des Schmerzes zu tun. Wie die Historikerin Barbara Duden sagt: »Der Schmerz ist im Leib. Er hinterlässt keine Spuren in der Geschichte, außer wenn Klagen darüber aufgezeichnet werden.« Aber ich frage mich, ob nicht auch unser Wunsch nach Kontrolle und Selbstbestimmung daran schuld ist, dass wir Krankheiten nicht als historische Kraft anerkennen. Wir kleben an der Illusion, wir wären der Kapitän unseres Lebensschiffs, und die Menschheitsgeschichte wäre die Geschichte der Entscheidungen, die Menschen getroffen haben. Vielleicht kursiert deswegen seit Jahrtausenden das Gerücht, Alexander der Große wäre vergiftet worden, obwohl er so gut wie sicher an Typhus oder Malaria starb. Wir sträuben uns gegen eine Welt, in der selbst der mächtigste Kaiser einer schlichten Entzündung zum Opfer fallen kann. Aber, ach, die Geschichte ist nicht nur die Chronik dessen, was wir tun, sondern auch die Chronik dessen, was uns passiert.

Wir wissen, dass uns die Schwindsucht schon sehr lange begleitet. 5000 Jahre alte ägyptische Mumien weisen die verräterischen Missbildungen der Knochentuberkulose auf, bei der die Bakterien winzige Löcher ins Skelett fressen, sodass die Knochen aussehen wie tote Korallen. Tb war eine der wenigen Infektionskrankheiten, die in Amerika und in Afroeurasien schon vor dem »Kolumbus-Effekt« grassierten, der 1492 begann; archäologische Funde liefern Hinweise, dass es in Amerika vor mindestens 2000 Jahren Tuberkulose gab[6] und in China vor mindestens 5000 Jahren. Jüngste genetische Erkenntnisse deuten sogar darauf hin, dass das *M. tuberculosis* noch viel älter ist – unsere Spezies ist etwa 300 000 Jahre alt, aber es scheint, als hätten sich andere Hominidenarten schon vor *drei Millionen Jahren* mit schwindsuchtähnlichen Krankheiten angesteckt. Tatsächlich steht die Tuberkulose als älteste Infektionskrankheit der Welt im *Guinness-Buch der Rekorde*.

Der Name, unter dem Tb im alten China bekannt war, lässt sich als »Lungenerschöpfung« übersetzen. Im alten Hebräisch hieß sie *schachepeth*, »Dahinsiechen«, und wird so im Tanach erwähnt. Auch der große griechische Arzt Hippokrates schrieb über die Tuberkulose, die auf Griechisch, wie wir schon wissen, Phthisis hieß, abgeleitet von einem Wort für »Verfall«.

»Von allen Krankheiten«, schreibt Hippokrates, »ist sie die gefährlichste und schwierigste, und sie fordert die meisten

Leben.« Hippokrates wies seine Schüler an, nicht einmal den Versuch zu unternehmen, die Phthisis zu kurieren, weil sie unweigerlich scheitern und ihren guten Ruf als Arzt gefährden würden.

Etwa 200 n. u. Z. hatte sich in China ein neuer Name für die Schwindsucht etabliert: *Huaifu* oder »zerstörter Palast«. In einem chinesischen Lehrbuch stand: »Arzneien bringen keine Heilung, und auch kurze Nadeln können sich der Krankheit nicht bemächtigen.«

All diese Namen – von der Zerstörung des Palasts bis zum körperlichen Verschwinden – verweisen auf ein zentrales Symptom der Tuberkulose, nämlich den Gewichtsverlust und die Auszehrung aufgrund von Appetitlosigkeit und starken Bauchschmerzen. Deswegen war der gebräuchliche Name der Krankheit bis ins 20. Jahrhundert auf Englisch *consumption* und auf Deutsch »Schwindsucht« – die Krankheit schien den Körper zu konsumieren, zu schrumpfen, verschwinden zu lassen. Vor über 800 Jahren hatten daoistische Priester sie *shīzhài* oder »Leichenkrankheit« genannt, weil die Krankheit, wie es bei Paul Chrystal heißt, »ein lebendiges Wesen in eine Leiche verwandelt«.

Anders als viele andere Krankheiten schien die Schwindsucht über Jahrtausende ohne Unterschied Reiche und Arme, Dumme und Schlaue zu töten. Charles Dickens nannte sie die Krankheit, »die von Reichtum nie gebannt«, und tatsächlich zählte auch Jay Gould, der reichste Mann des 19. Jahrhunderts, zu ihren Opfern. Wegen ihrer Allgegenwart und Schwere bezeichnete der englische Schriftsteller John Bunyan die Schwindsucht im 17. Jahrhundert als »Kapitän aller Todesbringer«. Weitere bekannte Schwindsuchtopfer waren Heinrich VII., Paul Laurence Dunbar, Eleanor Roosevelt, Lin Huiyin,

Simón Bolívar, Franz Kafka, Ludwig XIII., John Keats, Sultan Mahmud II. und alle drei Brontë-Schwestern.

Dass Tuberkulose so schleichend ansteckt und umbringt, macht sie anders als Seuchen, die durch die Bevölkerung fegen, und wenn einer krank wird, ist nach kürzester Zeit auch der Rest des Haushalts krank. Sie ist auch nicht wie die Cholera, die vor allem Menschen in größter Not befällt. Und sie unterscheidet sich von Krebs oder Herzleiden, die nur eine Person betreffen und im Allgemeinen nicht ansteckend sind. Manchmal schien die Schwindsucht ganze Familien zu treffen; andere Male schlug sie willkürlich zu. (Ludwig XIII. starb an Schwindsucht, seine Frau und seine Kinder nicht.)

Gerade weil sich Tuberkulose so grundlegend von anderen Krankheiten unterschied, klaffte das klassische Verständnis der Schwindsucht in verschiedenen Teilen der Welt weit auseinander. Im alten China hielt man *Huaifu* für ansteckend, aber machte auch den Lebenswandel verantwortlich. (In einem Lehrbuch stand, man hole sich Schwindsucht, »wenn man den Geist überanstrengt, die Energie verbraucht, das Ch'i verletzt und das Sperma lockert«.) Im alten Griechenland hielt Hippokrates die Tuberkulose für erblich und schrieb, dass »Schwindsüchtige Schwindsüchtige zeugen«. Andere Griechen, etwa der Arzt Galen von Pergamon, der 500 Jahre nach Hippokrates in Rom lehrte, glaubten sehr wohl, dass die Krankheit ansteckend sei. Im alten Indien verstand man die Schwindsucht als Folge von übermäßiger Erschöpfung, Ängsten und Hunger. In anderen Kulturkreisen hielt man Flüche, Gifte und Dämonen für die Ursache.

Manche klassischen Denker nahmen sogar die Keimtheorie voraus, lange vor der Erfindung des Mikroskops. So schrieb der persische Arzt und Dichter Ibn Sina (auch bekannt unter seinem lateinischen Namen Avicenna) bereits vor 1000 Jahren, Tuberkulose und andere Krankheiten werden von »schädlichen fremden Organismen« verursacht, die »den Körper verseuchen, ohne mit bloßem Auge sichtbar zu sein«.

Trotzdem gab es selbst 700 Jahre nach Ibn Sinas Theorie der unsichtbaren Organismen noch kein wirksames Mittel gegen die Übeltäter. Ibn Sina hatte den Einsatz von Knoblauch bei der Tb-Behandlung empfohlen, und Knoblauch hat tatsächlich antimikrobielle Eigenschaften, allerdings ist die Wirkung nicht annähernd stark genug, um gegen Tb anzukommen. Indische Lehren rieten unter anderem zum Verzehr von Fleisch, dem Genuss von Alkohol und Schonung. Reichhaltige Ernährung und Schonung sind wirklich sinnvoll bei der Behandlung von offener Tb, aber noch effektiver als vorbeugende Maßnahme. In Europa wurde als gängige (und völlig nutzlose) Behandlung der Aderlass praktiziert; in Nord- und Südamerika setzte man auf pflanzliche Mittel, von denen manche nützlich und sogar heilsam waren. Zu den Heilkuren rund um die Welt gehörten, die Brust mit Bussardfett einzureiben, Muttermilch zuzufüttern, Tieropfer darzubringen und die Akupunktur anzuwenden. Was wirkte und was nicht, war allerdings schwer festzustellen, weil sich der Zustand mancher Patienten vorübergehend verbesserte, bevor es wieder abwärtsging, und andere wurden unter der Behandlung noch kränker, um später zu genesen. Die Schwindsucht schien keiner Logik zu folgen.

Daran zumindest hat sich wenig geändert. Tb bleibt auf vielen Ebenen schwer vorhersehbar. Manche Infektionen schlummern Jahrzehnte oder ein Leben lang. Wenn die Krankheit ausbricht, ist der Verlauf unberechenbar – manche ihrer Opfer sterben innerhalb weniger Monate, andere nach vielen Jahren und wieder andere gar nicht. Manchmal scheint die Behandlung zu wirken, und dann kehrt die Krankheit aus Gründen, die wir bis heute nicht ganz verstehen, mit aller Macht zurück.

Viele dieser Unwägbarkeiten hängen mit dem Erreger selbst zusammen. Im Moment sind über zwei Milliarden Menschen mit dem Mikroorganismus *Mycobacterium tuberculosis* infiziert. Diese Zahl zeigt, wie ansteckend Tuberkulose ist: Im Durchschnitt infiziert ein unbehandelter Fall aktiver Tb innerhalb eines Jahres zehn bis 15 weitere Personen.[7] Man kann sich Tb in einem überfüllten Stadtbus holen oder wenn man nachts neben einer kranken Person schläft oder in der Nähe einer kranken Person arbeitet. In seltenen Fällen wird die Krankheit auch über infizierte Säugetiere übertragen – durch den Verzehr von infiziertem Robbenfleisch oder Rohmilch infizierter Kühe.

M. tuberculosis ist ein fast perfekter Menschenjäger, gerade weil es so langsam ist. Während sich das Bakterium *E. coli* im Laborversuch alle 20 Minuten verdoppelt, braucht *M. tuberculosis* einen ganzen Tag dafür. Es dauert einfach viel, viel länger, bis eine infizierte Person krank wird, weil die Bakterienzahl so langsam wächst, was dem Immunsystem eigentlich Zeit gibt, gegen den Erreger aufzurüsten.

Es gibt nur ein Problem: Das Tuberkulosebakterium braucht so lange zum Wachsen, weil es eine ungewöhnlich dicke, fettreiche Zellwand hat, die für das Immunsystem ein gewaltiger Gegner ist. Die weißen Blutkörperchen haben große Mühe, diese Zellwand zu überwinden und die Bakterien von innen abzutöten. Tatsächlich ist es für die Abwehrzellen so schwer, die Zellwand zu bezwingen, dass die weißen Blutkörperchen das Bakterium stattdessen von außen einschließen und eine Kapsel aus verkalkendem Gewebe darum bilden, die sich Tuberkel nennt.[8] Doch das Tb-Bakterium kann innerhalb der Tuberkel überleben, wo es sich ganz langsam vermehrt und von abgestorbenem Gewebe ernährt. Diese Art der Infektion, die auch latente oder geschlossene Tuberkulose heißt, besteht oft ein Leben lang, ohne dass die infizierte Person krank wird. Die meisten Menschen, die sich mit Tb angesteckt haben, werden nie krank, weil die Tuberkel den Ausbruch der Krankheit verhindern. Nur bei fünf bis zehn Prozent der Infizierten produziert das Immunsystem nicht genug weiße Blutkörperchen, um alle Bakterien in Tuberkeln wegzusperren, sodass sich *M. tuberculosis* in der Lunge und anderen Organen frei vermehren kann. Die Infektion (und die daraus folgende Immunreaktion) überwältigt den Körper schleichend und führt am Ende oft zum Tod.

Die meisten offenen Tuberkuloseerkrankungen treten innerhalb von zwei Jahren nach der Erstinfektion auf, aber es gibt auch Fälle, in denen die Infektion jahrzehntelang schläft, bevor die Krankheit plötzlich mit aller Macht ausbricht. Meistens sind die Faktoren, die zum Krankheitsausbruch führen, klar: ein geschwächtes Immunsystem, zum Beispiel aufgrund einer HIV-Infektion, Unterernährung, Stress oder Luftverschmutzung. Aber auch Immunsuppressiva, mit denen Autoimmunerkrankungen wie Colitis ulcerosa, eine Darmentzündung, behandelt werden, können zum Ausbruch führen, weswegen auf den Beipackzetteln amerikanischer Medikamente Tuberkulose oft als mögliche Nebenwirkung aufgelistet wird. Und dann gibt es Fälle, in denen die Ursachen für den Krankheitsausbruch völlig rätselhaft sind – irgendetwas im Gleichgewicht des Körpers hat sich verschoben, und der Körper wird langsam von Bakterien überschwemmt.

Wenn die Krankheit ausbricht, ist ihr Verlauf äußerst schwer vorhersehbar. Aus Gründen, die bis heute nicht ganz klar sind, werden manche Patienten von allein wieder gesund.

Andere überleben jahrzehntelang, aber mit bleibenden Schäden, etwa Lungenproblemen, chronischer Erschöpfung und schmerzhaften Knochenveränderungen. Doch bei den meisten Menschen führt eine offene Tuberkulose ohne Behandlung früher oder später zum Tod. Die Lunge kollabiert oder füllt sich mit Flüssigkeit. Vernarbungen lassen zu wenig gesundes Lungengewebe übrig, um zu atmen. Die Infektion greift auf das Gehirn oder die Wirbelsäule über. Oder es kommt zu spontanen, unkontrollierbaren Blutungen, die schnell zum Tod führen, wenn das Blut die Lunge füllt.

Kehren wir zurück ins Jahr 1804, als James Watts Sohn Gregory an Tuberkulose starb. Im Mai hatte sich Napoleon Bonaparte selbst zum Kaiser von Frankreich gekrönt, im Juli erschoss US-Vizepräsident Aaron Burr seinen politischen Widersacher Alexander Hamilton in einem Duell. Ich verstehe, wenn sich solche Ereignisse nach grauer Vorzeit anhören, aber eigentlich ist es nicht lange her. Von den 117 Milliarden modernen Menschen, die bis 2025 auf der Erde gelebt haben, haben über 100 Milliarden vor 1804 gelebt. Fast die ganze Menschheit und fast die ganze Menschheitsgeschichte ist vor 1804 passiert.

Und doch war die Medizin 1804 auf einem völlig anderen Stand als heute. Indigene Südamerikaner hatten die Rinde des Roten Chinarindenbaums – Chinin – als wirksames Mittel gegen Malaria entdeckt, und westafrikanische und türkische Völker hatten Formen einer Impfung entwickelt, um das Risiko einer Pockenansteckung zu senken. Für manche Krankheiten gab es Heilmittel – in traditionellen Heilkunden waren Pflanzen mit antimikrobiellen Eigenschaften und natürliche antientzündliche Wirkstoffe weitverbreitet (insbesondere Salicylsäure, die später zur Herstellung von Aspirin genutzt wurde).

Aber insgesamt gab es wenige sichere Therapien zur Behandlung schwerer Krankheiten, und die allgemeine Lebenserwartung war im Jahr 1804 nicht viel höher als 1000 Jahre zuvor.

Chirurgische Eingriffe endeten meistens tödlich, wenn nicht durch die Operation selbst, dann durch den Wundbrand, der sich in den folgenden Tagen ausbreitete. In keiner Stadt der Welt gab es eine ordentliche Kanalisation oder durchgehend zuverlässigen Zugang zu sauberem Wasser. Kranke, die von Ärzten behandelt wurden, hatten kaum höhere Überlebenschancen als Kranke, die sich in die Hände von Wunderheilern begaben, und das meiste dessen, was wir als »moderne Medizin« bezeichnen, existierte nicht. Stell dir ein heutiges Krankenhaus vor und zieh der Reihe nach die Dinge ab, die 1804 noch nicht existierten: Natürlich gab es noch keine Antibiotika zur Behandlung bakterieller Infektionen (das erste Antibiotikum kam 1945) oder antivirale Medikamente (1967). Es gab weder Desinfektionsmittel noch das Wissen darüber, weil nicht bekannt war, dass Mikroorganismen Krankheiten auslösten.

Bis 1888 gab es keine Gummihämmerchen, um die Reflexe an Knien und Ellbogen zu prüfen. Es gab kein Otoskop, das beleuchtete Guckrohr fürs Ohr, das in den 1830er-Jahren erfunden wurde. Das erste Stethoskop, mit dem sich Herz, Lungen und Verdauungstrakt abhören lassen, wurde 1816 erfunden. Es gab kein Röntgen (1895) und keine Blutdruckmanschetten (1881), all die Dinge, die man braucht, um zu sehen und zu hören, was sich im Innern eines lebenden Menschen abspielt.

Weil man den Körper damals ausschließlich von außen betrachten konnte, maß man in der europäischen Medizin dem Ausleiten verschiedener Körperflüssigkeiten große Bedeutung zu. Man glaubte, die sogenannten »vier Säfte« – Blut, Schleim, gelbe Galle und schwarze Galle – müssten in einem bestimmten Verhältnis stehen, damit der Körper gesund war. Krankheit war ein Ungleichgewicht dieser Säfte, und um die Balance wieder herzustellen, zapfte man dem Patienten zum Beispiel per Aderlass oder Blutegeln Blut ab, oder man gab ihm ein Brechmittel, um die Menge der Galle zu reduzieren, oder man wies den Patienten an, Schleim auszuspucken, statt zu schlucken.

Um mir den Stand der Medizin in jener Zeit vorzustellen, denke ich oft an den Erfurter Arzt Johann Storch aus dem 18. Jahrhundert, dessen Fallgeschichten Barbara Duden in ihrem brillanten Buch *Geschichte unter der Haut* nachzeichnet. In einer Passage räsoniert Doktor Storch über den Weg einer Stecknadel, die eine Schneiderstochter verschluckt hatte: »Eine Stecknadel [...] kann [...] fast überall zu einem Ausgang gelangen: aus einem Schwulste neben dem Nabel [...], durch den Urin, mit den Exkrementen [...], *per vulvam* [...], am inneren Teile der Wade durch einen Abszess [...], nach Verbleib von 18 Jahren durch das Bein [...].«

Aber wie kam man dann zu einer Diagnose? Hauptsächlich durch die Fallgeschichte und Beobachtung, auch jetzt noch zwei tragende Säulen der ärztlichen Beurteilung, obwohl wir heute Einblick in den Körper und seine Machenschaften haben. Der klassische Arzt war so etwas wie ein Detektiv,[9] dessen Aufgabe darin bestand, sich die Geschichte und das Erscheinungsbild des Patienten genau anzusehen und aus den gesammelten Informationen zu ermitteln, wer als Schuldiger infrage kam.

Die Schwindsucht war 1804 mit Abstand die häufigste Todesursache weltweit, und Menschen in Heilberufen rund um den Globus kannten die klassischen Symptome: Nachtschweiß, so stark, dass das Nachthemd ausgewrungen werden muss, besorgniserregender Gewichtsverlust und ein hartnäckiger trockener Husten, der im weiteren Verlauf Auswurf produziert. Ärzte vermuteten auch Schwindsucht, wenn Kranke von einem langen Leiden berichteten, das allmählich schlimmer wurde, bis sie sich nach Monaten oder Jahren nicht mehr auf den Beinen halten konnten, oder wenn ein Husten selbst nach einjähriger Behandlung nicht verschwand.

Und da war das Blut. Sobald ein Arzt hörte, dass eine kranke Person Blut hustete oder rosa Auswurf hatte, lag der Verdacht auf Schwindsucht nahe. Blut im Sputum (Auswurf) wurde zum diagnostischen Markenzeichen der Tuberkulose, ein Wink mit dem Zaunpfahl, der bis heute ganze Film-, Opern- und Romanhandlungen beeinflusst. Wir sehen das Blut in dem Film *Moulin Rouge* im Taschentuch von Satine, in der Oper *La Traviata* im Taschentuch von Violetta, in der Fernsehserie *The Great* im Taschentuch von Velementov, in dem Videospiel *Red Dead Redemption 2* im Taschentuch von Arthur Morgan und wissen sofort, dass ein tragisches Ende bevorsteht. In meinem Lieblings-Stand-up-Comedy-Tuberkulose-Sketch (ja, ich habe einen Lieblings-Stand-up-Comedy-Tuberkulose-Sketch) sagt Naomi Ekperigin über die Lage der Nation: »Wenn Amerika eine Filmfigur wäre, ist das die Stelle, wo Amerika in ein Taschentuch hustet, und wenn die Kamera daraufhält, ist Blut zu sehen.« Und das Publikum bricht in Gelächter aus, obwohl der Großteil der amerikanischen Bevölkerung kaum etwas über Tuberkulose weiß, aber eines weiß er, und zwar, was das Blut in dem Taschentuch bedeutet.

Heute verstehen wir, dass die bekannten Symptome zur Lungentuberkulose gehören. Aber Tb kann auch andere Körperteile befallen, wo sie sich anders manifestiert. Früher hielt man die verschiedenen Formen der Tuberkulose für verschiedene Krankheiten. Von der Bauchspeicheldrüse bis zur Wirbelsäule, vom Lymphsystem bis zum Gehirn kann eine Tuberkuloseinfektion eine Bandbreite von Beschwerden auslösen, von der Hirnschwellung (tuberkulöse Meningitis) zum Aufplatzen der Haut über entzündete Lymphknoten (Skrofulose) zur Knochentuberkulose, die zu irreparablen Deformationen von Hüften, Wirbelsäule oder Arm- und Beinknochen führen kann. Wirbelsäulentuberkulose, auch Pott'sche Krankheit genannt, ist eine häufige und schmerzhafte Ursache des Buckels (Victor Hugos Glöckner von Notre-Dame litt unter der Pott'schen Krankheit).

Doch im Jahr 1804 war man sich noch nicht einig, ob alle diese Krankheiten denselben Ursprung hatten, auch wenn Pathologen bei der Leichenöffnung Ähnlichkeiten sahen zwischen dem, was die Schwindsucht in der Lunge und dem Rest des Körpers anrichtete. Die verräterischen Tuberkel, diese klumpigen Verkapselungen aus weißem Gewebe, gab es nicht nur in der Lunge, sondern auch in anderen Organen. Wie die Nadel, die die Schneiderstochter verschluckt hatte, schien die Schwindsucht wahllos im ganzen Körper auftauchen zu können.

KAPITEL 5
ZERRONNEN

Als Baby weinte Henry viel. Seine Mutter machte sich ständig Sorgen um seine Gesundheit, auch weil nie genug zu essen da war. Doch als er drei wurde, schien es ihm gut zu gehen, und er hatte die gefährlichen ersten Jahre überstanden. Außerdem war endlich der Bürgerkrieg vorbei, und Henry spielte den ganzen Tag mit seinen Freunden in ihrem Viertel von Freetown – so ausgelassen, dass Isatu das Gefühl hatte, sie wäre nur noch damit beschäftigt, seine Kindergartenuniform zu waschen oder Wasser für die Wäsche zu holen. Als er fünf war, erinnerte sie sich, sauste Henry einmal mit einem Freund auf dem Fahrrad den Hang hinunter, doch auf halber Strecke fiel das Fahrrad auseinander, und Henry landete kopfüber im Straßengraben – mitten in der Regenzeit. Isatu musste ihn ins Krankenhaus bringen. Henry war also ein sehr lebhaftes Kind, und deswegen wusste Isatu, dass etwas nicht stimmte, als er mit ungefähr sechs Jahren immer lethargischer wurde.

In der Zwischenzeit machte Henrys kleine Schwester Favor ihrem Namen – »die Gunst« – alle Ehre. Sie war fast nie krank, achtete auf ihre Kleider und war schon in der Vorschule eine Musterschülerin. Henry erinnerte sich, dass er jeden Tag vor der Schule auf sie wartete, um sie nach Hause zu bringen, weil er sich als großer Bruder verantwortlich fühlte, obwohl Favor nicht viel jünger war.

Als Henry krank wurde, wurde Isatus Leben in jeder Hinsicht schwer. Henrys und Favors Vater wohnte nicht mehr bei ihnen, und auch wenn er sich ab und zu meldete und Isatu manchmal Geld gab, fühlte sich Isatu durch seinen Auszug sehr im Stich gelassen. »Geld war eine große Herausforderung«, erzählte sie mir. »Ich ging auf den Markt, um Parfum und Öle zu verkaufen, aber niemand wollte etwas, und ich verlor den Mut. Wenn ich Geld hatte, verwendete ich es für Favors und Henrys Schulgebühren. Ich bezahlte die Schule immer. Ich wusste, dass die Kinder ohne Ausbildung keine Zukunft hätten. Aber als Henry krank wurde, mussten wir viele Abstriche machen.«

Mit Erschöpfung und Husten fing es an. Isatu brachte Henry ins Krankenhaus, wo man zwar auf Tuberkulose tippte, aber die ersten Untersuchungen ergaben nichts,[10] und man sagte Isatu, es könne auch Malaria oder etwas anderes sein. Doch Henrys Zustand verschlimmerte sich – er schwitzte jede Nacht das Bettzeug nass und konnte nicht mehr zur Schule gehen. Am Ende wurde sowohl bei ihm als auch bei Isatu Tuberkulose entdeckt. Beide begannen die Behandlung – die Standard- oder Erstlinientherapie wird vom Globalen Fonds zur Bekämpfung von AIDS, Tuberkulose und Malaria finanziert und besteht aus vier verschiedenen Antibiotika, die einmal täglich im Krankenhaus eingenommen werden müssen. Jeden Tag zum Krankenhaus zu kommen – ob zu Fuß oder mit teuren Transportmitteln – belastete die angespannte Situation der Familie zusätzlich, aber Isatu und Henry hielten die Behandlung durch – eine Zeit lang.

Nach der Erstdiagnose erhielt Henry wie fast jeder Tb-Patient in armen Ländern zunächst das sogenannte RIPE-Schema, eine Kombination der Mittel Rifampicin, Isoniaid, Pyrazinamid und Ethambutol.[11] Wir müssen uns diese Namen nicht merken, aber interessant ist, dass alle vier Wirkstoffe über 50 Jahre alt sind, und viele Tuberkulosestämme haben inzwischen Resistenzen gegen eins oder mehrere dieser Medikamente entwickelt, ein Fall, den man arzneimittelresistente Tuberkulose oder DR-Tb (*Drug Resistant Tb*) nennt. Bei Henrys erster Tb-Diagnose gab es noch keine molekularen Schnelltests, mit denen sich Resistenzen heute in wenigen Stunden feststellen lassen. Damals konnten Resistenzen von Tb-Bakterien nur durch langwierige und kostspielige Untersuchungen an Bakterienkulturen aus der Spucke des Patienten nachgewiesen werden. Deswegen war es üblich (und ist es noch), zunächst alle Tuberkulosefälle mit der Standardtherapie zu behandeln und erst dann auf Resistenzen zu testen, wenn die Standardtherapie versagte.

Manchmal ist ein Tb-Bakterienstamm von vorneherein resistent gegen einen oder mehrere Wirkstoffe; in anderen Fällen entwickeln die Bakterien die Resistenz im Lauf der Behandlung, insbesondere wenn die Behandlung nicht vollständig abgeschlossen wird. Wie oder wann sich Henrys Medikamentenresistenz einstellte, werden wir nie erfahren, aber die Wahrscheinlichkeit ist hoch, dass die Behandlung zunächst gut anschlug, bis sein Vater, der kurzfristig wieder in Henrys Leben auftauchte, verlangte, dass Henry die medikamentöse Therapie abbrach. Nach drei Behandlungsmonaten war sein Vater sich sicher, dass ihm die Medikamente nicht halfen. Er bestand darauf, dass Henry mit den Tabletten aufhörte, und brachte ihn stattdessen zu einem traditionellen Heiler. »Ärzte können gegen diese Krankheit nichts ausrichten«, lautete seine Überzeugung. Die Krankheit könne nur von Gott durch Gottes Heiler behandelt werden.

Wir können seine Entscheidung leicht kritisieren, aber wir dürfen nicht vergessen, dass die staatliche Gesundheitsversorgung in Sierra Leone im Jahr 2006 nicht gerade vertrauenerweckend war. Im Zuge des Bürgerkriegs waren viele staatliche Organisationen zusammengebrochen, darunter auch das Gesundheitssystem. In vielen Krankenhäusern gab es weder Strom noch fließendes Wasser. Viele hatten kein bezahltes Personal oder funktionierende Röntgenapparate. Medikamente – auch die wichtigen Tb-Medikamente – waren oft knapp, und es kann gut sein, dass Henry seine Behandlung sowieso nicht hätte abschließen können.

Außerdem schienen die Maßnahmen des traditionellen Heilers – Gebete, besondere Tees – zu funktionieren, wenigstens eine Zeit lang. Und anders als im staatlichen Gesundheitssystem wurde Henry hier nicht bloß als ansteckender Fall gesehen, sondern als Kind, das Hilfe brauchte.

Wir beschäftigen uns viel mit der Frage, wie wir Krankheiten behandeln, aber nur wenig damit, wie wir Krankheiten *sehen*. Lepra zum Beispiel (deren Erreger Ähnlichkeiten mit *M. tuberculosis* hat) wurde im christlichen Europa lange Zeit stigmatisiert und als Ächtung betrachtet, und Leprakranke wurden aus der Gesellschaft ausgestoßen (daher der alte Name »Aussatz«), obwohl man glaubte, dass sie in den Himmel kamen, weil in der Bibel stand, dass Jesus Leprakranke heilte. In ihrem Buch *Curing Their Ills – Colonial Power and African Illness* (»Ihre Leiden heilen – Kolonialmacht und Krankheit in Afrika«) erklärt die Autorin Megan Vaughan: »Im frühmittelalterlichen Frankreich vollzog ein Priester das Ritual der ›Separation‹, bei dem der Aussätzige in einem Grab stand, während der Priester ihm drei Schaufeln Erde auf den Kopf warf und verkündete, er sei ›für die Welt tot‹, aber werde ›in Gott wiedergeboren‹.«

Aber Lepra musste keine Ächtung sein. Vaughan weist darauf hin, dass Lepra im präkolonialen Afrika weder besonders gefürchtet noch stigmatisiert wurde und absolut keinen Grund für den Ausschluss aus der Gemeinschaft darstellte.

Als bei mir Ende der 1980er-Jahre eine Angststörung diagnostiziert wurde, waren SSRI-Medikamente noch ganz neu. Pathologische Ängste galten damals, zumindest im Kreis meiner Bekannten und Familie, nicht unbedingt als medizinisches Phänomen, sondern eher als exzentrische Charaktereigenschaft. Sie konnten genauso gut durch Spiritualität wie durch Wissenschaft geheilt werden. (Religion und Rituale haben bei meinen Ängsten übrigens tatsächlich geholfen.) Heute sieht man Angststörungen in meinem Umfeld eher als medizinisches Problem, das mit Unterstützung unseres Gesundheitssystems behandelt werden kann. Ich glaube, diese Verschiebung hat vor allem deswegen stattgefunden, weil sich die medizinischen Behandlungsmethoden verbessert haben, nicht nur mit Medikamenten (auch wenn Medikamente häufig sehr gut wirken, auch bei mir), sondern ebenso mit erprobten Verfahren wie Konfrontationstherapie bei OCD (Obsessive-Compulsive Disorder beziehungsweise Zwangserkrankungen) oder kognitiver Verhaltenstherapie bei allgemeinen Angststörungen.

Wir müssen also immer daran denken, dass Krankheiten nicht nur ein medizinisches Phänomen sind, sondern auch ein kulturelles Konstrukt, und das Bild, das wir von Lepra oder Zwangsstörungen oder Tuberkulose haben, wirkt sich auf die Krankheit aus. In einer Welt, in der das öffentliche Gesundheitssystem bei der Behandlung einer Krankheit nicht sonderlich erfolgreich ist, kann ich also den Wunsch nachvollziehen, sich lieber in die Hände vertrauter Personen oder Einrichtungen zu begeben – Heiler oder Kirchen – als in die Obhut von Krankenhäusern.

Henrys Besserung war nicht von Dauer. Irgendwann setzte sich Isatu durch, und Henry konnte die Standardtherapie fortsetzen, aber die Medikamente schienen schwächer zu wirken. »Und dann wurde Favor krank«, erzählte mir Isatu. »Das Leben war sehr, sehr schwer. Ich war verzweifelt. Ich arbeitete auf dem Markt, aber egal, was ich tat, wegen der Krankheiten zerrann mir das Geld zwischen den Fingern.«

Favor hatte eine Zyste im Rachen, die auf ihre Stimmbänder drückte, sodass sie nur noch heiser flüstern konnte. Anders als ihr Mann glaubte Isatu an das Gesundheitssystem, und sie brachte Favor ins Krankenhaus, wo man ihr sagte, Favor müsse am Kehlkopf operiert werden, um einen Tumor zu entfernen. Wahrscheinlich sei der Tumor gutartig und streue nicht, aber wenn er nicht entfernt werde, bestehe die Gefahr, dass er Favors Luftröhre blockierte und sie erstickte.

Nun brauchte Isatu noch mehr Geld, um Favors Operation zu bezahlen. Sie arbeitete von früh bis spät und war nur noch ein Schatten ihrer selbst – wenn die Kinder in der Schule waren, bot sie auf dem Markt ihre Waren feil, bis sie abends nach Hause kam und versuchte, Essen auf den Tisch zu stellen, obwohl jeder Leone zerrann, den sie verdiente. »Wenn die Kinder nach Hause kamen und wir nichts zu essen hatten«, erinnerte sie sich, »gab ich ihnen Milch, Zucker und Curry, aber ohne Reis, weil wir kein Geld für Reis hatten, nur Milch und Gewürze. Ich betete für Essen. Ich sah ja, wie hungrig sie waren.«

Im Gegensatz zur schleichenden Verschlechterung von Henrys Zustand wurde Favor rasend schnell kranker. Bald aß sie kaum noch und konnte fast nicht mehr sprechen. Die Operation war einfach zu teuer. Isatu sparte jeden Leone und bat Familie und Freunde um Hilfe, aber als sie das Geld endlich zusammenhatte, starb Favor zu Hause in ihrem Bett. Sie war sieben Jahre alt.

Henry war damals neun und am Boden zerstört. »Ich vermisse sie schrecklich«, schrieb er später. »Wir haben immer Witze gemacht. Als ich krank war und nicht viel oder nur langsam essen konnte, hat Favor immer versucht, mich zu füttern und mich zu überreden, mehr zu essen. Sie hat mich immer an Mom verpetzt, aber ich konnte ihr nicht böse sein. Wir haben zusammen für die Schule gelernt. Sie war sehr gut im Rechnen. Ich vermisse sie wirklich sehr.«

Ein paar Jahre nach Favors Tod und ungefähr zehn Jahre nach dem Ende des Bürgerkriegs brach in Sierra Leone eine verheerende Ebolafieber-Epidemie aus. Das angeschlagene Gesundheitssystem kollabierte endgültig. Weil es in den meisten Krankenhäusern weder sauberes Wasser noch Schutzkleidung wie Handschuhe und Masken gab, steckten sich viele Mitarbeiter mit Ebola an – von 2014 bis 2016 starben in Sierra Leona mindestens 221 medizinische Fachkräfte an Ebola, viele davon die erfahrensten Ärztinnen und Ärzte, Krankenschwestern, Pfleger und Hilfskräfte auf dem Land.

Ophelia Dahl, Mitbegründerin der Organisation Partners in Health, nennt solche Krisen »akut auf chronisch« – wenn akute Krisen wie die Ebola-Epidemie durch bestehende Krisen wie chronische Armut und Mängel der Ressourcenverteilung noch verstärkt werden. Ebolafieber ist selbst in reichen Ländern schwer zu behandeln, aber im Jahr 2014 in Sierra Leone war es fast unmöglich.[12]

Als Reaktion auf die Krise erreichte eine Flut von finanzieller Unterstützung das Land. Internationale gemeinnützige und Katastrophenschutzorganisationen kamen nach Sierra Leone (und in die Nachbarländer Liberia und Guinea), um provisorische Ebola-Behandlungszentren zu errichten und medizinische Fachkräfte zur Verfügung zu stellen. Ich habe eine dieser Einrichtungen 2019 im Osten von Sierra Leone besucht. Ein junger Mann, der Ebola überlebt hatte, führte mich durch eine verlassene Anlage aus Betonplatten mit bröckelnden Wänden. Die Rohbauten, erklärte er mir, hatten ursprünglich eine Schule werden sollen, aber der Einrichtung war das Geld ausgegangen, und die Schule war nie fertig geworden. Dann wurde die Bauruine zu einer provisorischen Ebola-Station umgewidmet. In der Hitze schmorend hatte sich der junge Mann mit seinem Sohn ein Bett geteilt und versucht, die Elektrolyte-Lösung bei sich zu behalten, während um sie herum zahllose Menschen starben (darunter auch seine Mutter und seine Frau).

Als er mir im Jahr 2019 die Anlage zeigte, lag sie schon wieder in Ruinen.

Der Ebola-Überlebende erzählte mir, dass es in Sierra Leone häufig so laufe: Menschen kamen aus Idealismus mit einoder dreijährigen Stipendien hierher, um diesen oder jenen Plan zu verwirklichen, aber wenn die Zeit abgelaufen war, reisten sie ab und ließen die halb fertigen Projekte zurück. Im Fall der Ebola-Station, sagte Ophelia Dahl, habe man »das Schlürfen der abfließenden Gelder hören können«, als sich die Krise entspannte und die Hilfen abgezogen wurden. Für viele Bewohner von Sierra Leone hatte sich so gut wie nichts gebessert. Ja, Ebola war erfolgreich bekämpft worden, aber die medizinische Versorgung war schlechter als je zuvor – die Kliniken waren nicht besser ausgestattet als vor der Krise, es gab nur wenig neu ausgebildete Fachkräfte, und ein großer Teil der alten Ärzteschaft und des Pflegepersonals war an Ebola gestorben.

Mitten im Ebola-Ausbruch 2015 und 2016 wurde Henry schwer krank. Nachts schwitzte er die Laken durch, hatte häufig Fieber, übergab sich und hustete Blut. Dabei wollte er unbedingt ein normales Leben führen. Vor allem wollte er an den Prüfungen teilnehmen, um auf eine weiterführende Schule zu kommen. Er wusste, dass Bildung der Schlüssel zu einem erfolgreichen Leben war, einem Leben, in dem er reisen und einen Beruf ergreifen wollte, einem Leben, in dem er »ein Mitglied der Gesellschaft« sein konnte, wie er einmal schrieb. Aber die wiederkehrende schwere Tuberkulose drohte ihm alle Chancen zu nehmen.

Diesmal suchten Henry und seine Mutter nicht gleich Hilfe, einerseits, weil das Eingeständnis der Krankheit seine Träume zerstört hätte, und andererseits, weil Ebola zwar langsam zurückging, aber Henry und Isatu wussten, dass die Ansteckungsgefahr in den Krankenhäusern immer noch hoch war. Viele Tb-Kranke konnten ihre Therapie in dieser Zeit nicht fortsetzen, weil die Krankenhäuser geschlossen waren oder als zu gefährlich galten. »Während der Ebola-Epidemie kam es zu einer Explosion von arzneimittelresistenter Tuberkulose«, erklärte mir Bailor Barrie, ein Arzt. »Weil die Patienten ihre Medikamente nicht mehr erhielten, konnte die Krankheit Resistenzen entwickeln.«

In Freetown betete Henry jeden Abend darum, wieder gesund zu werden. Er wollte die Welt nicht verlassen, und er wollte seine Mutter nicht verlassen.

Im Jahr 2016 hatte Henry schon sein halbes Leben Tuberkulose. Die Krankheit war im Lauf seiner Kindheit manchmal schlimmer und manchmal besser geworden, je nachdem, ob eine Behandlung anschlug, oder auch nur, ob sein Immunsystem stärker war, weil er genug zu essen hatte. Aber als er sich gerade auf die weiterführende Schule vorbereiten wollte, kehrte seine Krankheit mit voller Wucht zurück. Das Lernen erschöpfte ihn, er hustete die ganze Nacht und spuckte häufig Blut. Er hatte keinen Hunger mehr und begann abzumagern. Trotz ihrer Vorbehalte brachte Isatu ihn schließlich ins Connaught Hospital, eins der besten Krankenhäuser in Freetown, wo wieder Tuberkulose diagnostiziert wurde.

Inzwischen gab es in den wohlhabenden Ländern extrem akkurate und schnelle molekulare Tests. Innerhalb weniger Stunden nach Abgabe einer Speichelprobe hätte Henry nicht nur erfahren, dass er Tuberkulose hatte, sondern auch, welche Medikamente am besten gegen seinen Tuberkulosestamm wirkten. Er hätte erfahren, dass seine Tb gegen zwei der Erstlinienmedikamente resistent war. Er hätte erfahren, dass seine Tb auch gegen ein Zweitlinienmedikament resistent war. Und dann hätte er sofort mit den richtigen, allgemein verfügbaren Medikamenten anfangen können, die ihn in anderthalb Jahren geheilt hätten. Doch auch wenn diese Molekulartests seit einigen Jahren auf dem Markt waren, waren sie teuer und standen Henry und den meisten anderen Kranken, die sie am dringendsten brauchten, nicht zur Verfügung. Stattdessen wurde ein Röntgenbild von Henrys Brust gemacht, das den Fortschritt der Krankheit zeigte, aber nichts darüber aussagte, ob Henrys Tb resistent war oder nicht.

Also bekam Henry im Connaught Hospital wieder die Standardtherapie in Form von zehn bis 20 Tabletten des RIPE-Schemas pro Tag. Henry ging verlässlich jeden Tag ins Krankenhaus, um unter Aufsicht seine Medikamente zu nehmen. Am Anfang schien sich sein Zustand zu verbessern, aber die Medikamente waren nicht stark genug, um die Infektion vollständig auszuheilen. Dann wurde er wieder kränker. Bald musste er nicht mehr zu Fuß gehen, weil er inzwischen stationär im Krankenhaus war. Henry erinnerte sich an seine Angst. »Einsamkeit und Verzweiflung warfen ihre langen Schatten bis in den tiefsten Kern meiner Seele«, schrieb er. Sein Zimmergenosse im Connaught Hospital starb an Tuberkulose, und Henry spürte auch seine Kräfte schwinden. Er bemerkte die Schwellungen am Hals und über dem Schlüsselbein – ein Zeichen, dass die Tuberkulose das Lymphsystem befallen hatte. Mit der Zeit würden die Knoten so groß werden, dass die Haut aufplatzte und schmerzhafte offene Wunden erzeugte.

Nach zwei Jahren Behandlung im Connaught Hospital und dem langwierigen und aufwendigen Prozess, verschiedene Antibiotika an Bakterienkulturen zu testen, die aus Henrys Speichel angelegt wurden, kam man schließlich zu dem Schluss, dass Henrys Tuberkulose multiresistent war. Das Ärzteteam teilte ihm mit, er müsse sofort nach Lakka verlegt werden, dem einzigen Krankenhaus in Sierra Leone, in dem MDR-Tb behandelt wurde. Er brauchte ein neues Behandlungsschema, unter anderem mit hochtoxischen Antibiotika, die intravenös verabreicht, also gespritzt wurden. An seinem letzten Abend im Connaught Hospital legte sich Isatu zu Henry ins Krankenhausbett, und sie weinten zusammen die ganze Nacht. »Alle wissen, was Lakka bedeutet«, sagte mir einmal ein Tuberkulosepatient. »Lakka ist der Ort, an den du zum Sterben gehst. Du gehst rein, aber du kommst nicht wieder raus.«

KAPITEL 6
TIGER MUSS JAGEN

Ungefähr 90 Prozent aller Menschen sterben an Krankheiten, eine Tatsache, die so eng mit der menschlichen Existenz verknüpft ist, dass wir die meisten dieser Tode »natürlich« nennen. Viele von uns spüren eine gewisse Erleichterung, wenn wir hören, jemand sei »eines natürlichen Todes« gestorben, vor allem wenn die verstorbene Person ein Alter erreicht hat, das in unseren Augen angemessen war.

Mit 21 arbeitete ich ein paar Monate als Aushilfsseelsorger in einem Kinderkrankenhaus. Meine Betreuerin war eine evangelische Pfarrerin mit den warmen Augen und der sanften Stimme, die sie für diesen Job brauchte. Am ersten Tag sagte sie zu mir: »Der Tod ist etwas Natürliches. Dass Kinder sterben, ist etwas Natürliches. Aber keiner von uns würde in einer natürlichen Welt leben wollen.«

Krankheiten zu behandeln – sei es mit Kräutern, Beschwörungsformeln oder Medikamenten – ist unnatürlich. Kein anderes Tier tut es, jedenfalls nicht annähernd in dem Maß, in dem wir es tun. Krankenhäuser sind unnatürlich, genau wie Romane und Saxofone. Keiner von uns würde in einer natürlichen Welt leben wollen. Trotzdem sagen wir, dass manche Leben – nicht alle – natürlich enden (womit wir »gut« oder »vertretbar« meinen). Wir legen uns zurecht, was ein guter Zeitpunkt und eine gute Art zu sterben sein könnten. Ich habe kürzlich meine zehnjährige Tochter gefragt, was einen natürlichen Tod ausmacht. »Na ja, du musst alt sein«, sagte sie. »Mindestens 75. Und wahrscheinlich solltest du schlafen.«

Aber das ist nicht die einzig mögliche Definition eines guten oder natürlichen Todes. Im elisabethanischen England, also im 16. Jahrhundert, war jeder Tod gut, der direkt nach der Beichte kam, weil er den Weg in den Himmel abkürzte. (Vielleicht erinnerst du dich an Hamlets Zögern, seinen betenden Onkel zu töten, weil er dem bösen Claudius die Freifahrt in die ewigen Jagdgründe nicht gönnte.) Für die alten Römer war der Tod in der Schlacht ein guter Tod, jedenfalls für Männer. Wie Horaz sagte: »Dulce et decorum est pro patria mori.« (Süß und ehrenvoll ist es, fürs Vaterland zu sterben.) Im Ersten Weltkrieg drehte der Dichter Wilfred Owen die Vorstellung um, indem er erklärte, der Tod im Krieg sei »obszön wie Krebs«, und Horaz' Spruch eine »alte Lüge« nannte.

Dabei ist Owens Bild, dass Krebs obszön ist, auch ein Konstrukt, genau wie die heutige Ansicht, dass ein Leben dann ein gutes Leben war, wenn es im hohen Alter und am besten im Schlaf endet. Das Verständnis, was gute Krankheiten und gute Tode ausmacht, ist also ständig im Fluss.

Bevor es Impfungen, Kaiserschnitte, Infektionskontrolle und Antibiotika gab, war es vollkommen alltäglich, dass Kinder starben. Etwa die Hälfte aller Kinder, die je zur Welt kamen, starben vor dem sechsten Lebensjahr. Der Kindstod war so verbreitet, dass er als natürlich angesehen werden musste. Deswegen waren die vertretbaren Zeiträume zum Sterben in weiten Teilen der vormodernen Welt 1. in der frühen Kindheit, oder 2. im späten Erwachsenenalter.

Aber Tuberkulose war seit jeher dafür bekannt, dass sie ausgerechnet Menschen zwischen 20 und 45 krank macht und tötet, also genau in der Phase, in der wir eigentlich aufatmen können sollten. Obwohl Tb auch kleine Kinder und ältere Menschen dahinraffte, war sie im 18. und 19. Jahrhundert wegen ihrer Allgegenwart unter jungen Erwachsenen als »Räuber der Jugend« bekannt. Wie sollten wir uns diese Krankheit erklären, die nicht sein durfte, die zugleich allgegenwärtig und schockierend unnatürlich war?

Ich möchte kurz innehalten, um an eine charakteristische Eigenschaft des Menschen zu erinnern, nämlich das Bedürfnis, den Dingen auf den Grund zu gehen, besonders den schlimmen Dingen. Und wenn wir den Grund nicht finden, denken wir uns einen aus. Es ist wie in dem Gedicht aus Kurt Vonneguts Roman *Katzenwiege*:

Tiger muss jagen,
Vogel muss fliegen;
Mensch muss sitzen und fragen: »Warum?«
Tiger muss schlafen,
Vogel muss landen,
Mensch muss sagen, er hat es verstanden.

Vonnegut erinnert uns daran, dass wir nicht nur zur Neugier veranlagt sind, sondern auch den angeborenen Drang haben, immer irgendeine Art von logischem Schluss zu ziehen. Von Susan Sontag stammt das berühmte Zitat: »Einer Krankheit einen Sinn zu geben macht sie zur Strafe«, aber genau das tun wir ständig. Wir unterstellen Krankheiten ein Narrativ, mit dem wir uns nicht nur das Leiden anderer erklären wollen, sondern uns selbst versichern, dass *wir* davor gefeit sind.

Und die symbolische Bedeutung, die wir Krankheiten geben, prägt die Art, wie wir Krankheiten erleben und damit umgehen. Wie wir gesehen haben, hat man Tuberkulose zu anderen Zeiten und Orten als Leichenkrankheit oder dämonische Besessenheit interpretiert. Anderswo wurde Tb als Säuferkrankheit stigmatisiert, als Folge sexueller Unmoral oder schlechter Hygiene. Im 18. Jahrhundert starb der schwindsüchtige Mr. Rookes laut seinem Arzt wegen seiner Neigung zu »sechs unnatürlichen Dingen«: Völlerei, Alkohol, Verstopfung, zu viel Bewegung, nächtliche Aktivität und geistige Verwirrung.

Aber Tuberkulose ließ sich nie ganz mit der Verdammung von zu viel Genuss oder Aktivität erklären, weil eben nicht nur hartleibige Alkoholiker unter Schwindsucht litten. Schwindsucht kam einfach zu häufig vor, um eine Krankheit des moralischen Versagens zu sein. Außerdem befiel sie nicht nur Arme und Randgruppen, sondern auch Reiche und Mächtige.

Gegen Ende des 18. Jahrhunderts breitete sich die Schwindsucht in Europa (vor allem in Großbritannien) in nie da gewesenem Ausmaß aus – »die furchtbare Tuberkulisierung der Menschheit«, wie es der Arzt Maurice Fishberg später ausdrückte. Schwindsucht war nicht nur die häufigste Todesursache, sie war *mit großem Abstand* die häufigste Todesursache. Eine Studie, die die Journalistin Vidya Krishnan in *Phantom Plague* (»Phantomseuche«) zitiert, stellt fest: »Vor 1730 machte die Krankheit in London etwa 15 Prozent aller Todesursachen aus, ein Prozentsatz, der sich bis Anfang des 19. Jahrhunderts verdoppelte.« Wenn fast ein Drittel aller Menschen an der gleichen Ursache starb, konnte man die Schwindsucht schlecht als Krankheit von Säufern oder Teufelsbesessenen konstruieren. Es waren einfach zu viele krank, um den Grund dafür auf Laster und Schwächen zu schieben. Es musste etwas geschehen – wenn nicht gegen die Krankheit, dann wenigstens gegen ihr schlechtes Image.

Und so begann man im Europa des 18. und 19. Jahrhunderts, die Schwindsucht zu romantisieren und mit einer Aura der Schönheit und Erhabenheit zu verklären. Die Versuchung ist groß, in der Romantisierung das Gegenteil der Stigmatisierung zu sehen – statt Menschen zu achten, erhebt man die Betroffenen zum Inbegriff der Schönheit, des Intellekts und anderer Tugenden. Aber ich sehe darin eher eine weitere Strategie, die Kranken auszugrenzen, zum »Anderen« zu machen, zu Personen, die sich wesentlich vom Rest der gesellschaftlichen Ordnung unterschieden und daher nicht dazugehörten. Auch psychische Krankheiten werden häufig romantisiert, indem ihnen kreatives Genie oder andere Superkräfte unterstellt werden. Detektive wie Sherlock Holmes oder Monk aus der gleichnamigen Fernsehserie scheinen gerade wegen ihrer zwanghaften Gedankenspiralen so genial zu sein, auch wenn sie gleichzeitig wegen ihres exzentrischen Verhaltens ausgegrenzt werden. Als jemand, der selbst an OCD leidet, kann ich mit einer gewissen Befugnis berichten, dass weder die Ausgrenzung noch die Romantisierung dem Kranken gerecht werden. Patienten mit OCD sind nicht generell gute Detektive – meine OCD zumindest hilft mir kein bisschen, Zusammenhänge zu erkennen, außer sie haben mit meinen obsessiven Ängsten zu tun. Aber genauso problematisch finde ich es, meine Zwangsstörungen als abstoßend oder grotesk zu stigmatisieren.

Menschen für überirdisch zu halten geht in eine ähnliche Richtung, wie Menschen für unterirdisch zu halten: Sie werden zu etwas Wesensfremdem erklärt, weil die Gesellschaftsordnung die Angst nicht aushält, dass die Vergänglichkeit des Einzelnen auch für den Rest von uns gilt.

Ich würde sagen, der Grund für die hemmungslose Romantisierung der Tb hatte damit zu tun, dass der Mensch immer noch nach dem Warum fragte, als die Krankheit in den Städten explodierte. Und dann kam er eben zu dem Schluss, dass die Schwindsucht mit einer auf die zerbrechliche und flüchtige Schönheit des Lebens sensibilisierte Persönlichkeit zu tun haben müsse. Die Theorie passte zu der in Nordeuropa verbreiteten Annahme, dass Tb eine erbliche Krankheit sei, die – wie Charakterzüge auch – von Eltern an Kinder weitergegeben wurde. Und daraus ließ sich logisch folgern, dass Schwindsucht mit anderen Eigenschaften wie Schönheit, Genie oder schöpferischer Sensibilität einherging.

Die Romantisierung der Tuberkulose hielt lange an: Noch 1909 schrieb der Autor Arthur Jacobsen in seinem Buch *Tuberculosis and the Creative Mind* von einer »göttlichen Entschädigung« für das Leiden: Das Leben Tuberkulosekranker werde »körperlich verkürzt, aber im umgekehrten Verhältnis zu dieser Verkürzung geistig gesteigert«. Die Romantikerinnen und Romantiker des 19. Jahrhunderts mochten früh sterben, aber, ach, die Gedichte, die sie verfassten!

In seinem Standardwerk *Epidemics and Society* kommentiert der Historiker Frank M. Snowden: »Die Lunge ist ätherischer als der Darm.« Obwohl Schwindsucht im Spätstadium in großem Umfang von Durchfall und Erbrechen begleitet wird, betrachtete man die Phthisis vorwiegend als Krankheit der Luft. Betroffen war der Atem, der Ort, an dem der Austausch zwischen dem Körper und der Atmosphäre stattfindet, ein Prozess, so heilig, dass das hebräische Wort *ruach*, das chinesische Wort *chi*, das lateinische Wort *spiritus* und das Inuit-Wort *sila* für »Geist« auf Wörter zurückgehen, die »Atem« oder »Atmen« heißen. Atmen ist Leben – die Atmung ist das sichtbarste und zuverlässigste Zeichen, dass wir noch hier sind. Das Wort »Inspiration« kommt von »ein-atmen«, das englische Wort *expire* – »aus-atmen« – heißt sterben.

Es lag also nahe, aus der Krankheit des Atems eine Krankheit des Geistes – *spiritus, chi, sila, ruach* – zu machen. Man glaubte, dass die Schwindsucht die schöpferischen Kräfte in eine neue Dimension hob und dem Künstler oder der Künstlerin half, in engere Verbindung mit dem Geist zu treten, während der Körper buchstäblich dahinschwand.

Als Beweis schwindsüchtiger Brillanz verwiesen Gelehrte auf die Tatsache, dass fast alle großen Geister des 19. Jahrhunderts, von Stephen Crane über die Brontë-Schwestern zu Frederic Chopin, an Schwindsucht starben. (Dass in einer Welt, in der fast ein Drittel der Menschen an der gleichen Krankheit starb, natürlich auch viele Künstlerinnen und Künstler an der Krankheit starben, fiel unter den Tisch.) Eine Londoner Zeitschrift schrieb 1825: »Es ist erstaunlich, wie häufig Genie mit rapidem Verfall und verfrühtem Tod einhergeht.« Ein anderer Artikel zog eine Verbindung speziell zwischen Phthisis und Schriftstellern, deren »Eigensinn, Groll, Jähzorn, Misanthropie [und] trübe Leidenschaften [...] auf Besonderheiten in ihrer Konstitution zurückzuführen sind: Schlicht gesagt, ihre geistige Exzentrik resultiert aus der Störung ihrer körperlichen Gesundheit.« Genau das meine ich, wenn ich sage, dass Romantisierung den Kranken keinen Gefallen tut. Ich als Schriftsteller fasse es als persönliche Beleidigung auf, wenn mir jemand unterstellt, mein Eigensinn, Groll, Jähzorn, meine Misanthropie und meine trüben Leidenschaften gingen auf eine Störung meiner körperlichen Gesundheit zurück, auch wenn ich beeindruckt bin, wie treffend der Artikel aus dem 19. Jahrhundert meinen Charakter beschrieben hat.

Wer Tb erbte, erbte auch die anderen Eigenschaften – zum »Tuberkulosecharakter« gehörten der melancholische Blick auf die Welt und ein tiefes Verständnis der Schönheit und Vergänglichkeit des Lebens. Gelegentlich wurde auf Künstlerinnen verwiesen, wenn davon gesprochen wurde, wie die Krankheit den Geist schärfte – beliebte Beispiele waren die Brontë-Schwestern und Elizabeth Barrett Browning –, aber Tb machte vor allem Männer zu Genies. Es heißt, Victor Hugos Freunde zogen ihn damit auf, dass er ein großer Schriftsteller hätte werden können, wenn er sich bloß mit Schwindsucht angesteckt hätte. Lord Byron schrieb: »Ich glaube, ich würde gern an Schwindsucht sterben [...] dann würden alle Frauen sagen: ›Seht den armen Byron an – wie interessant er beim Sterben aussieht!‹«

Man kann nicht überbetonen, wie eng die Verbindung zwischen Schwindsucht und schöpferischem Genie in Europa und den USA im 18. und 19. Jahrhundert gezogen wurde.[13] Als in den USA Ende des 19. Jahrhunderts die Tuberkuloseraten zurückgingen, befürchteten manche Ärzte sogar, die Qualität der amerikanischen Dichtung könne leiden: »Als Preis für die Stärkung der Gesundheit werden uns vielleicht bestimmte kulturelle Hochgenüsse abhandenkommen.«

Noch 1932 schrieb der Arzt Maurice Fishberg in seinem Buch *Pulmonary Tuberculosis* (»Lungentuberkulose«), junge Tb-Patienten »verfügen über eine enorme intellektuelle Kapazität der schöpferischen Art. Dies zeigt sich besonders bei den künstlerischen Temperamenten [...] Sie befinden sich in einem ständigen Zustand nervöser Reizbarkeit, und trotz der Tatsache, dass sie ihrem Körper damit schaden, arbeiten sie unermüdlich weiter, um ihre besten Arbeiten hervorzubringen.« Die Kraft, die den schwindsüchtigen Geist zu geistigen Höchstleistungen antrieb, wurde *Spes phthisica* genannt, von David Morens, einem Spezialisten für Infektionskrankheiten, definiert als die »speziell Schwindsüchtigen zugeschriebene Verfassung, wenn das körperliche Siechtum zum euphorischen Aufblühen der leidenschaftlichen und schöpferischen Aspekte der Seele führte«.

Auch die Künstler selbst glaubten an die *Spes phthisica.* Der tuberkulosekranke amerikanische Dichter Sidney Lanier schrieb seiner Frau: »Ich fürchte, dass ich bald sterben werde und dass mein Geist bereits den Schwanengesang anstimmt. Den ganzen Tag ist meine Seele in die mannigfaltige und unsägliche Tiefe eingedrungen, getrieben von Hauch über Hauch himmlischer Melodien.«

Die Romantisierung fand auch in fiktionalen Tuberkulosebeschreibungen statt. »Es gibt eine schreckliche Krankheit«, schrieb Charles Dickens in *Nicholas Nickleby,* »die ihr Opfer auf den Tod vorbereitet und des Todes grobe Erscheinung gleichsam läutert [...] bei welcher der Kampf zwischen Körper und Seele so sanft, so ruhig und so feierlich verläuft und das Ergebnis so gewiss ist, dass der sterbliche Teil Tag für Tag und Korn für Korn verkümmert und welkt, bis der Geist, von seiner Last erleichtert, licht und heiter wird.« Dickens nannte die Krankheit nicht beim Namen – das musste er nicht. Das Bild der geläuterten Erscheinung, des blühenden Geists, während der Körper welkt, ist natürlich bis heute attraktiv – kein Wunder: einerseits, weil Kranken oft eine besondere Nähe zum Göttlichen und Heiligen nachgesagt wird, aber auch, weil Menschen mit weniger Körper in unserer Gesellschaftsordnung oft als wertvoller oder schöner gelten.

Lesen wir, wie Harriet Beecher Stowe in *Onkel Toms Hütte* den Tod eines tuberkulosekranken Mädchens beschreibt: »Das Kind spürte keinen Schmerz [...] und sie war so schön, so lieb, so ergeben, so glücklich, dass sich niemand dem tröstlichen Hauch von Unschuld und Frieden, der um sie herum zu atmen schien, entziehen konnte. [...] Es war wie das Innehalten des Geistes, das wir inmitten eines hellen, milden Herbstwaldes spüren.«

Man beachte die verwendeten Adjektive – lieb, ergeben, glücklich, tröstlich, hell, mild. Wer von uns wollte nicht ein solches Leben führen, einen solchen Tod sterben? Wie natürlich! Wie lieblich! Und es war etwas Wahres daran – an Tuberkulose starben die Menschen in der Regel langsam, über Monate oder Jahre, anders als bei brutalen Seuchen wie Typhus oder der Cholera, die nur Hässlichkeit und Verwüstung hinterließen. Wer an Schwindsucht starb, starb meistens (nicht immer) friedlich oder wenigstens in aller Ruhe. Das war die Lüge, die die Gesellschaft sich selbst auftischte, um zu ertragen, wie viele sie an die Krankheit verlor.

Es gab auch Zeitgenossen, die diese Lüge durchschauten. Alexandre Dumas zum Beispiel machte sich über die Romantisierung lustig: »1823 und 1824 waren Lungenleiden groß in Mode; jeder war schwindsüchtig, besonders die Dichter; es gehörte zum guten Ton, nach jeder entfernt großartigen Äußerung Blut zu spucken und vor dem dreißigsten Geburtstag zu sterben.« Gleichzeitig schrieb er in *Die Kameliendame* die romantische Idealisierung der Schwindsucht fort, wie David Barnes, Professor für Geschichte und Soziologie, in seinem Buch *The Making of a Social Disease* feststellt: »Die auszehrende Wirkung der Krankheit wird als Verstärker der weiblichen Schönheit porträtiert.«

Das vielleicht berühmteste Tuberkuloseopfer des 19. Jahrhunderts war der englische Dichter John Keats, der, wie die Brontë-Schwestern, eine familiäre Veranlagung für die Krankheit zu haben schien. (In Wirklichkeit hatte Keats sich wahrscheinlich bei seinem schwindsüchtigen Bruder angesteckt, den er gepflegt hatte.)

Der ehemalige Medizinstudent Keats wusste, was ihm blühte, als er den Blutfleck in seinem Sputum entdeckte. Er sagte zu einem Freund: »Es ist arterielles Blut. Dieses Blut ist mein Todesurteil. Ich muss sterben.« Sein Dunstkreis sah seine Genialität eindeutig im Zusammenhang mit der Krankheit. Sein Schriftstellerkollege Percy Shelley (ebenfalls an Phthisis erkrankt) schrieb an Keats: »Die Schwindsucht fühlt sich besonders von Leuten angezogen, die so schöne Verse schreiben wie du.«

Mit fortschreitender Krankheit schrieb Keats über die Schmerzen und die Atemnot: »Für diese Art des Leidens können wir nicht geschaffen sein.« Er wünschte sich den Tod, dann wünschte er sich das Leben, weil der Tod ihm »sogar die Schmerzen nehmen würde, die besser sind als nichts«. Keats war 25, als er diese Worte schrieb, und hatte nur noch fünf Monate zu leben.

Keats' Freund Joseph Severn, der sich bis zum Tod um ihn kümmerte, berichtete, dass der Dichter manchmal in Tränen aufwachte, verzweifelt, so zu leiden und immer noch zu leben. Wenige Monate vor seinem Tod verfasste Keats eine Art Testament, auch wenn er kein Geld besaß. »Das Eigentum, das ich hinterlasse, ist die Hoffnung auf Bücher, veröffentlicht wie unveröffentlicht«, schrieb er, dann kritzelte er oben auf das Blatt eine unterstrichene Zeile im jambischen Pentameter: »My chest of books divide among my friends« – »Meine Bücherkiste teile unter meinen Freunden auf«.

In *Ode an die Nachtigall* dichtete Keats: »Jugend blass und geisterhaft verfällt.« Der Vers erwies sich als selbsterfüllende Prophezeiung. Der Arzt, der Keats' Leichnam wenige Tage nach seinem Tod obduzierte, stellte fest: »Von der Lunge war nichts mehr übrig.« Das war – und ist – die Wahrheit des Tuberkulosetodes. Oft ertrinken die Betroffenen in Blut und Eiter, die die Lungen füllen. Sie bekommen nicht mehr genug Sauerstoff, ringen verzweifelt nach Luft. Ein Arzt und Anthropologe beschrieb das typische Ende eines Schwindsüchtigen: »Er wird von einem bohrenden, peinigenden Schmerz in der Brust gepackt [...] das Gesicht in höchster Qual verzerrt, die Augen hervortretend, die Lippen bleich und die Stirn feuchtkalt.«

Natürlich beschränkt sich die Romantisierung leidender junger Künstlerinnen und Künstler nicht auf Tuberkulose – ich muss daran denken, wie wir über Billie Holidays Drogensucht oder Vincent van Goghs psychische Erkrankung sprechen. Die brennende Kerze, die vorzeitig erlischt, ist ein Topos, der unsere Fantasie anregt – vielleicht wegen der Bücher, Kunstwerke und Lieder, die noch hätten entstehen können, oder wegen der Vorstellung, dass die Künstlerseele einfach zu hell für diese Welt brennt.

Die Schwindsucht als Räuber der Jugend spielte nicht nur in Europa eine besondere Rolle in der Dreiecksbeziehung zwischen jungem Menschen, Kunst und Gesundheit. 1947 starb der indische Dichter Sukanta Bhattacharya mit nur 20 Jahren an Tuberkulose. Bhattacharya hatte herzergreifend über die bengalische Hungersnot 1943 geschrieben, die von den britischen Kolonialbehörden verschuldet wurde und den Tod von mindestens drei Millionen Menschen zur Folge hatte. Wahrscheinlich beschleunigte die Hungersnot auch Bhattacharyas Tod – wie wir gesehen haben, kann Mangelernährung bei Tuberkuloseinfizierten den Ausbruch der Krankheit auslösen. »Unsere Geschichte wird von / hungrigen Bäuchen geformt«, schrieb er. Eine indische Zeitung nannte ihn den »John Keats von Bengalen«, und wie dem Briten wurde auch Bhattacharya eine Weisheit attestiert, die über sein Alter hinausging und eng mit seiner Krankheit verknüpft war. Anders als Keats war Sukanta Bhattacharya ein ungeniert politischer Dichter, und besonders eine Zeile geht mir nach, die er schrieb, als er nur noch kurze Zeit zu leben hatte: »Euer Genuss läutet unseren Tod ein.«

Doch keine Verse über Tuberkulose berühren mich so wie die von Masaoka Shiki, dem japanischen Dichter, der Ende des 19. Jahrhunderts die Haiku-Form wiederbelebt hat. Shiki litt unter Wirbelsäulen- und Lungentuberkulose und verbrachte die letzten fünf Jahre seines Lebens im Bett. Er hatte ständig quälende Schmerzen. (Er nannte sich Shiki nach dem japanischen Kuckuck, der angeblich sang, bis er Blut spuckte.) Shiki sah das Leiden weniger romantisch als seine europäischen Zeitgenossen, aber wie Sidney Lanier trieb ihn der Schaffensdrang bis zum Ende. Tatsächlich schrieb er nur Stunden vor seinem Tod am 19. September 1902 mehrere Haikus, von denen einer in Übersetzung lautet:

Der Schwammkürbis blüht,
aber siehe – hier liegt
ein schleimerstickter Buddha![14]

Der schleimerstickte Buddha schrieb ausführlich über die Erfahrung, das Leben im Bett zu verbringen und langsam zu ertrinken.

Schmerz vom Husten
die Flamme der langen Nacht
erbsen-klein.

In vielen seiner 18 000 Gedichte fängt Shiki elliptisch und brillant den Schmerz und die Isolation des Krankseins ein. Eine Serie von Haikus beginnt mit:

Draußen schneit es!
Ich sehe es durch ein Loch
in der Papiertür.

Der Dichter kann den Schnee feiern, obwohl er ihn nur durch das Loch in der Schiebetür sieht. Aber er fühlt sich immer nur wie ein Beobachter, nie wie ein Beteiligter:

Mein einziger Gedanke ist
ich liege in einem Haus
im Schnee.

Der schwindsüchtige Dichter kann nicht mehr in den Schnee gehen, er kann nur in einem Haus im Schnee liegen. Dieses Bild für das, was chronische Krankheit bedeutet – Teil der Welt zu sein, aber wegen der Umstände oder der gesellschaftlichen Ordnung nicht an der Welt teilnehmen zu dürfen –, kommt von innen, nicht von außen, und birgt ein Verständnis der Grenzen und Möglichkeiten von Behinderung, die die Unterschiede und Verluste anerkennt, ohne sie auszugrenzen oder zu romantisieren. Dieses Verständnis ist nicht ergeben oder lieb oder tröstlich oder mild. Es ist wahr.

KAPITEL 7
DIE SCHMEICHELNDE KRANKHEIT

Man kam entweder mit der *Spes phthisica* oder ohne sie zur Welt. Wir haben gesehen, wie die Vorstellung, Schwindsucht sei erblich bedingt, die Vorstellung nährte, Schwindsüchtige hätten eine angeborene Anlage zu Sensibilität und schöpferischem Genie. Auch Frauen wurden durch die Krankheit aufgewertet, manchmal in ihrer künstlerischen Begabung, doch vor allem in ihrer körperlichen Schönheit.

Man fand schwindsüchtige Frauen besonders schön, ätherisch und wundersam rein. Als ihre Schwester im Sterben lag, schrieb Charlotte Brontë in einem Brief: »Die Schwindsucht ist eine schmeichelnde Krankheit, das weiß ich wohl.«

Wegen der geringen Sauerstoffsättigung des Bluts, der Appetitlosigkeit und der Fieberschübe sind an offener Tuberkulose Erkrankte typischerweise blass und dünn, mit rosigen Wangen und großen, tief in den Höhlen liegenden Augen, und all diese Merkmale standen in Europa und den USA für Attribute wie Schönheit und galten als Wert. Henry David Thoreau schrieb in seinem Tagebuch: »Krankheit und Verfall wohnt häufig Schönheit inne – wie die perlmutterne Träne der Muschel und der hektische Glanz der Schwindsucht.«

Phthisis hat das weibliche Schönheitsideal in Nordeuropa tief geprägt. Die Wertung schmaler, zierlicher Körper als Zeichen von Schönheit (und Gesundheit!) sitzt bis heute so tief, dass man meinen könnte, der Mensch würde von Natur aus kleinere Körper attraktiver finden als größere. Aber das ist weit gefehlt (und die Unterscheidung spielte bis vor relativ kurzer Zeit auch keine wesentliche Rolle). Nebenbei hat die Idealisierung des dünnen Körpers nicht zum Ende der Stigmatisierung Schwindsüchtiger geführt. Wieder zeigt sich die Vermischung von Romantik und Stigma in der Art und Weise, wie der weibliche Körper imaginiert wurde, manchmal sogar in einem einzigen Satz wie hier, in einer Zeitschrift aus dem 18. Jahrhundert, in der der Autor die Tugenden des schwindsüchtigen Körpertyps preist: »Die Schönheit der Frau beruht vor allem auf ihrer Zartheit oder Schwäche.« Ein romantisches Wort – Zartheit – gefolgt von einem stigmatisierenden – Schwäche.

Die wegen ihrer Schönheit viel gerühmte englische Schauspielerin Eliza Poe (1787–1811) hatte den typischen tuberkulösen Look: Ihre rosige Wangen, die Alabasterhaut, die großen Augen und der zierliche Körper waren Symptome der Schwindsucht, der sie 1811 erlag, als sie Anfang 20 und ihr Sohn Edgar gerade zwei Jahre alt war. Edgar Allan Poe würde später viele Frauen in seinen Geschichten und Gedichten als ähnlich dünn, blass und großäugig beschreiben, bevor er selbst vermutlich an tuberkulöser Meningitis starb.

Als Eliza Poe starb, hatte der »Schwindsucht-Chic« bereits die europäischen Schönheitsideale übernommen. Frauen wurden vor körperlicher Aktivität und zu viel Zeit in der Sonne gewarnt. »Träge und energielose Damen mit bleichem Teint waren der letzte Schrei«, erklärt die Geschichtsprofessorin Carolyn Day in ihrer Analyse *Consumptive Chic*. Der französische Romancier Henri Murger schreibt Mitte des 19. Jahrhunderts über den Leichnam einer jungen Schwindsüchtigen, ihr Gesicht habe geleuchtet, als wäre sie »an Schönheit gestorben«.

Selbst die medizinische Abhandlung *Pulmonary Consumption* des englischen Pathologen Henry Gilbert von 1842 enthielt eine Ode an die Schönheit schwindsüchtiger Frauen – buchstäblich. Das Gedicht geht so:

Mit Schritten lautlos wie die Sommerluft
Wer kommt in herrlichem Verfall? Die Augen
in fiebrigem Licht gelöst,
Die Wangen
rosa behaucht, als hätte der Finger
der Schönheit sie zart berührt:
Ach! Schwindsucht ist ihr Name.

Die Verschiebung der Schönheitsideale spiegelt sich auch in der europäischen Kunst. Sehen wir uns die berühmte Fotografie *Fading Away* (1858) von Henry Peach Robinson an, für die er die Personen einzeln ablichtete und die fünf Negative nachträglich zu der erwünschten Komposition zusammensetzte. In einer frühen Studie von *Fading Away* wird das junge Modell – Sarah Cundall, die Tochter eines Lebensmittelhändlers – als blasse, ausgezehrte und geschwächte Schwindsüchtige gezeigt. Gleichzeitig stilisiert sie der Künstler als Porträt der Schönheit, wie man deutlich am Faltenwurf des Lakens über dem Unterleib der jungen Frau sieht, der an ein Renaissancegemälde erinnert.

Auf der fertigen Komposition stellt er die Schwindsüchtige ins Zentrum der Lebenden, um ein Bild des »guten Todes« zu schaffen. Wer die Fotografie im viktorianischen England zu Gesicht bekam, war häufig schockiert, weil sie einen so privaten menschlichen Moment so realistisch zeigte, dass der Eindruck entstand, das abgebildete junge Mädchen würde tatsächlich in den Tod sinken. Andere waren von dem Kunstwerk

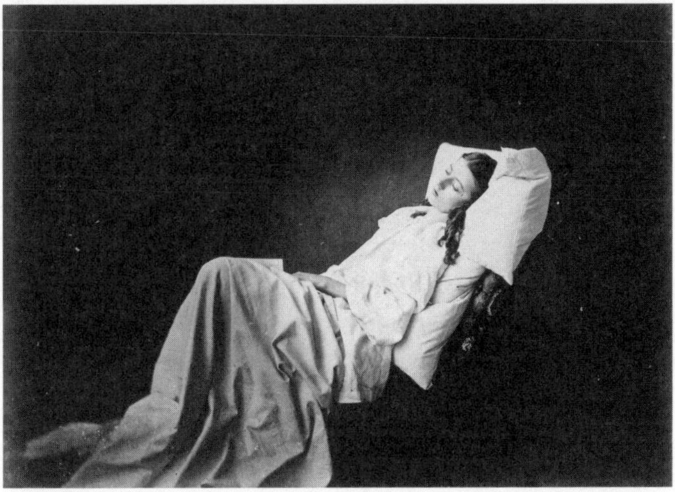

»She Never Told Her Love«, Albumin-Silberabzug vom Glasnegativ, Henry Peach Robinson, 1857. Frühe Studie für »Fading Away«.

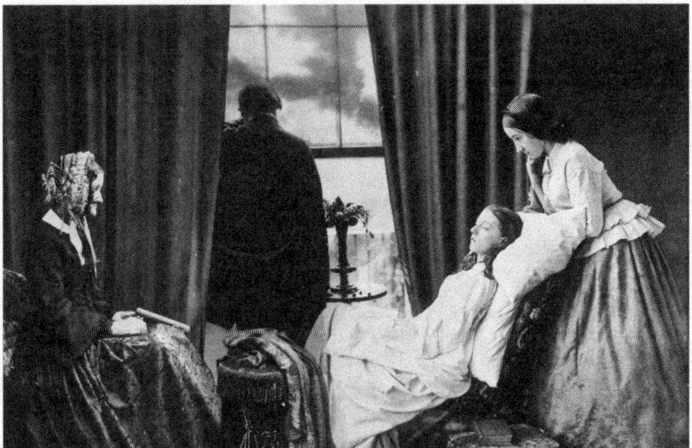

»Fading Away«, Kompositionsfotografie, Henry Peach Robinson, 1857.

verzaubert – Prince Albert, der Mann von Königin Victoria, erwarb sogar einen Abzug des Fotos. Hier sehen wir das endgültig romantisierte Bild der betörend blassen jungen Frau, die nicht unter gewaltsamen, hässlichen Umständen stirbt, sondern friedlich (und passiv) an Schwindsucht vergeht.

In der Zeit, als das Foto entstand, träufelten sich Frauen Belladonna[15] in die Augen, in minimaler Dosis, um die Pupillen zu erweitern und dadurch den großäugigen Schwindsucht-Look zu erzielen. Zeitschriften lieferten Tipps, wie man rote Farbe auf Lippen und Wangen auftrug, um den »hektischen Glanz« des Fiebers nachzuahmen. Ich muss wahrscheinlich nicht erwähnen, dass diese Attribute bis heute beeinflussen, was in vielen Teilen der Welt als weibliche Schönheit gesehen wird.

Der Hype um die Tuberkulose schlug sich auch in der Damen- und Herrenmode nieder, wobei es hier etwas komplizierter wird und wir aufpassen müssen, dass wir keine Fehlschlüsse ziehen, um die Sachlage unseren Hypothesen anzupassen. Es wurde zum Beispiel spekuliert, dass Korsetts die Erfahrung der Schwindsucht simulieren sollten, indem sie Frauen durch Einschränkung des Atmens an körperlicher Betätigung hinderten, aber in jüngerer Zeit wiesen Modehistorikerinnen darauf hin, dass die meisten Korsetts nicht besonders eng waren, aber die Theorie überzeugte trotzdem. Tatsächlich argumentierten im 19. Jahrhundert Männer (auch Ärzte), dass Korsetts den Kreislauf behindern und die Korsettmode Schwindsucht *verursache*, weil sie das Blut in der Lunge staute. Auch andere Kleidungsstücke hielt man für Schwindsuchttreiber (zum Beispiel in der Taille enge Männerhosen). Jemand behauptete, schmale Schuhe seien das »Pendant zu dem keuchenden Husten und hektischen Leuchten« der Schwindsüchtigen. Die Modehistorikerinnen, mit denen ich gesprochen habe, glauben jedenfalls nicht, dass die Damenmode jener Zeit die Symptome der Schwindsucht nachahmen oder verstärken sollte. Vielmehr wurde modische Kleidung in Europa als Risikofaktor deklariert, weil sie der patriarchalischen Obrigkeit ein Dorn im Auge war.

Ich las kürzlich einen Kommentar zu einem YouTube-Video über Tuberkulose, in dem eine Frau namens Jil schreibt: »Als dicker Mensch habe ich mir früher gewünscht, ich hätte eine auszehrende Krankheit wie Tuberkulose. Das ist [...] so kaputt.« Dutzende von Leuten antworteten darauf mit ihren eigenen Erfahrungen, zum Beispiel dass sie Komplimente bekamen, als sie wegen einer Krankheit abmagerten, oder von Bandwürmern und anderen Parasiten fantasierten, die ihren Körper schlanker erscheinen lassen würden. Die Idee, krank zu werden, um gesund oder schön auszusehen, zeigt, wie stark die schwindsüchtigen Schönheitsmerkmale von vorgestern unsere Welt bis heute prägen.

Doch so verbreitet diese Vorstellungen sind, sie gelten nicht überall. In Sierra Leone ist eine kleine, zierliche Figur wie die von Henry kein Zeichen von Schönheit, sondern ein Zeichen von Mangelernährung und schlechter Gesundheit.[16] Tatsächlich verkörperte Henry alle schwindsüchtigen Ideale – die großen Augen, die markanten Wangenknochen und das schöpferische Temperament. Er schrieb wunderschöne Gedichte, und sein Interesse am Schreiben blühte während der Krankheit auf. Er war überirdisch schlau und extrem sensibel, und in seiner Biografie und seinen Gedichten drückte er tiefe Gefühle von Sehnsucht und Liebe aus.

Aber er lebte nicht im 19. Jahrhundert, und er war auch nicht weiß.

Während das Ideal der blassen, dünnen, hohläugigen Schönheit mit den rosigen Wangen erstaunlich hartnäckig war, erwies sich die Verschmelzung von Weißsein und Schwindsucht für die globale Gesundheit und Gerechtigkeit als Katastrophe. 1807 hieß es in einem Essay mit dem Titel »Über die Schönheit der Haut«: »Weiße Haut mit einem leichten rosigen Ton, die sich zart und glatt anfühlt, entspricht dem, was wir gemeinhin schöne Haut nennen.« Weiße Haut mit einem leichten rosigen Ton und große, runde Augen erinnern mich sofort an die letzten Tage vor dem Tuberkulosetod. Die Wangen, vom Fieber so rosig, die Haut, von der Unterversorgung mit Sauerstoff so weiß; Gesicht und Augen ausgehöhlt, weil der Körper »zum Skelett wird«, wie es ein frisch genesener Tb-Patient ausdrückte. Aber beim Lesen solcher Beschreibungen macht mir vor allem das Adjektiv »weiß« zu schaffen. In dem Buch *The Ladies' Toilette* heißt es: »Zuallererst muss Haut weiß sein, bevor sie schön genannt werden darf.« Im Buch *Female Beauty* von 1837 steht unmissverständlich: »Der weiße Teint ist die wesentlichste Qualität der Haut.«

Wer in Europa und den USA für seine Schönheit gepriesen werden wollte, musste Haut wie »Marmor«, »Milch« oder »Alabaster« haben. Auf dem bekanntesten Porträt von Eliza Poe sieht man kaum, wo ihre schwindsüchtige Haut endet und ihr weißes Kleid beginnt.

Wie der Historiker Frank M. Snowden in *Epidemics and Society* (»Epidemien und Gesellschaft«) schreibt, waren sich die weißen Ärzte in Europa und den USA weitgehend einig, dass die Schwindsucht eine Zivilisationskrankheit sei. Es war bekannt, dass ländliche Gemeinden weniger von der Schwindsucht betroffen waren. »So sehr ich London mag«, schreibt eine Mutter, nachdem sie und ihre Tochter krank wurden, »scheint mein Schicksal nicht zu wollen, dass ich hier lebe.« Doch wenn Phthisis eine »zivilisierte« Krankheit war, folgte in einer zutiefst rassistischen Gesellschaftsordnung, dass unzivilisierte Menschen nicht daran erkranken konnten.

In Europa und den USA glaubten also die meisten weißen Mediziner, dass Phthisis – eine Erbkrankheit, die mit hoher Sensibilität und Intelligenz einherging – *nur* Weiße treffen konnte. Ein US-amerikanischer Arzt nannte sie »eine Krankheit der Herrenrasse, nicht der Sklavenrasse«.

»In den USA war man der Meinung«, schreibt Snowden, »dass Afroamerikaner an einer anderen Krankheit litten. Die fehlende Bereitschaft, dieser Krankheit auch nur einen Namen zu geben, spiegelt die herrschende rassistische Hierarchie und die mangelnde medizinische Versorgung dieser Bevölkerungsgruppe.« Diese Arroganz traf auf alle Kolonialmächte zu. Viele europäische Kolonialisten dachten, in Südasien oder Afrika gebe es keine Tuberkulose, obwohl die vor Ort tätigen Ärzte genau wussten, womit sie es zu tun hatten. Wie einer von ihnen 1829 schrieb: »Es ist ein weit verbreiteter Irrtum, dass die Lungenkrankheit in Indien selten ist und leicht geheilt werden kann.«

Wir sehen hier ein weiteres Beispiel dafür, wie gesellschaftliche Kräfte unsere Wahrnehmung der Tuberkulose formen – die wiederum beeinflusst, wie und wo sich Tuberkulose ausbreiten kann. In Indien, wo Tb im Jahr 1829 angeblich »selten« war und »leicht geheilt« werden konnte, traf weder das eine noch das andere zu. In der Kolonialzeit hatte es in Indien immer viele Schwindsuchtkranke und -tote gegeben, aber die Fälle wurden von den Kolonialbehörden nicht registriert oder gezählt. Schließlich basierte der Kolonialismus auf dem Konzept der weißen Überlegenheit, und die *Spes phthisica* basierte darauf, dass nur überlegene und zivilisierte (sprich: weiße)

Menschen schwindsüchtig werden konnten. Die Einsicht, dass auch versklavte, kolonisierte und marginalisierte Menschen Schwindsucht bekamen, hätte nicht nur die Theorie der Krankheit, sondern auch die Theorie, die den Kolonialismus rechtfertigte, infrage gestellt.

KAPITEL 8
DER BAZILLUS

Unser historischer Überblick hat sich auf die Situation in Nordeuropa und den USA bezogen, wo die Schwindsucht bis ins späte 19. Jahrhundert weitgehend für eine Erbkrankheit gehalten wurde, aber das war keineswegs überall so. In China zum Beispiel, wo daoistische Ärzte die Tuberkulose schon seit dem 12. Jahrhundert für ansteckend hielten, scheinen die Krankheitsraten niedriger gewesen zu sein. Auch in Südeuropa hielt man die Schwindsucht für ansteckend, und sie war weniger verbreitet. Als die Schriftstellerin George Sand in Mallorca nach einer Herberge für ihren tuberkulosekranken Freund Frédéric Chopin suchte, schrieb sie in einem Brief: »Die Phthisis kommt in diesem Klima selten vor und wird als ansteckend betrachtet.« Natürlich kam sie so selten vor, *weil* man sie für ansteckend hielt. »Wir bezogen Räume in einem verlassenen Kloster in Valldemossa«, schrieb Sand weiter, »[...] aber wir konnten kein Dienstpersonal finden, weil niemand einen Schwindsüchtigen bedienen will [...] Wir flehten unsere Bekannten an, uns Hilfe zu schicken [...] eine Kutsche, die uns nach Palma bringen würde, wo wir ein Schiff nach Hause nehmen wollten. Aber selbst das wurde uns verweigert, obwohl unsere Freunde über Kutschen und Reichtum verfügten.«

Gegen Ende des 19. Jahrhunderts ging die Schwindsucht endlich auch in Nordeuropa und den USA zurück. Gleichzeitig wurde sie nicht mehr romantisiert. Die sinkenden Zahlen hatten unter anderem mit der Verbesserung der Lebensqualität der Reichen und der aufstrebenden Mittelschicht zu tun. Weniger Menschen mussten in überfüllten Räumen leben oder arbeiten, wo sich Tuberkulose leicht ausbreitete. Inzwischen schienen überwiegend arme Leute krank zu werden, und man wandte den Blick ab von den »schmachtenden, ständig der Ohnmacht nahen jungen Damen und ihren romantischen Verehrern«, wie es bei den Medizinern René und Jean Dubos heißt. »Stattdessen sah man die elende Menschheit in den trostlosen Mietskasernen, hervorgebracht von der industriellen Revolution. In den ›tentakulären Städten‹ mussten Heerscharen von Männern, Frauen und Kindern, ebenfalls bleich, häufig frierend und hungernd, lange Stunden in dunklen, überfüllten Fabriken arbeiten und dabei Rauch und Kohlenstaub einatmen. Dort herrschte nun die Tuberkulose und zeugte Leid und Elend ohne Romantik.«

So nehmen wir heute den Anstieg der Schwindsucht im 18. und 19. Jahrhundert wahr: nicht als Krankheit der Zivilisation, der weißen Haut oder des sensiblen Charakters, sondern als direkte Folge der Industrialisierung. Das Anschwellen der Städte und die Massenproduktion führten zu überfüllten Marktplätzen, Fabriken und Straßen, die sich als ideale Brutstätte der Tb erwiesen. Und weil England das Epizentrum der industriellen Revolution war, war England auch das Epizentrum der explosionsartigen Ausbreitung der Tuberkulose. Im 20. Jahrhundert kam es mit der Industrialisierung in Indien und Nigeria zu ähnlichen Ausbrüchen. Die »parallele Entwicklung von Tb und Kapital«, wie es die indische Journalistin Vidya Krishnan ausdrückt, schlägt sich in regelmäßigen Ausbrüchen nieder.

Also war Tb keine Krankheit der Zivilisation, sondern eine Krankheit der *Industrialisierung* – der Enge und des Gewimmels in riesigen Städten mit überfüllten Mietskasernen und

Fabriken, wo die abgestandene Luft voller ausgehusteter Partikel war. Im Lauf des 19. Jahrhunderts mehrten sich die Anzeichen, dass die Schwindsucht doch eine ansteckende Krankheit sein könnte, auch wenn das Vererbungslager immer noch viel Einfluss auf die Debatte hatte. So zählte ein wichtiges medizinisches Lehrbuch in England noch 1881 zu den Ursachen der Schwindsucht »erbliche Veranlagung, ungünstiges Klima [...] Lichtmangel und Melancholie«.

Aber schon im nächsten Jahr fielen die Vererbungs- und Veranlagungslehren wie ein Kartenhaus in sich zusammen, als bekannt wurde, dass die Schwindsucht von einem »lästigen kleinen Organismus« namens *Mycobacterium tuberculosis* ausgelöst wurde. Die Entdeckung des Erregers *M. tuberculosis* durch den deutschen Mikrobiologen Robert Koch 1882 veränderte unser Verständnis der Krankheit und unsere Strategien zu ihrer Bekämpfung radikal – sowohl in medizinischer als auch in gesellschaftlicher Hinsicht.

In dem Aufsatz, mit dem er die Entdeckung des Tb-Erregers vorstellt, scheint Koch die Romantisierung der Krankheit bewusst zu sein. Fast entsteht der Eindruck, er müsse sein Publikum darauf aufmerksam machen, dass es sich hier um die tödlichste Krankheit der Welt handelt: »Wenn die Zahl der Opfer, welche eine Krankheit fordert, als Maßstab für ihre Bedeutung zu gelten hat, dann müssen alle Krankheiten, namentlich aber die gefürchtetsten Infektionskrankheiten, Pest, Cholera usw. weit hinter der Tuberkulose zurückstehen.«[17]

Geschichte ist keine Kette einzelner Ereignisse, die sich nacheinander abspielen wie umfallende Dominosteine. Die meisten menschlichen Erfahrungen sind Prozesse. Eine Scheidung mag ein Ereignis sein, aber ihr geht fast immer ein längerer Prozess voraus, und das Gleiche gilt für Geburten, Kriege oder

Infektionen. Vieles von dem, was wir für Schwarz-Weiß halten, ist in Wirklichkeit ein Spektrum von Graustufen, und vieles, was uns wie das Werk Einzelner vorkommt, ist das Ergebnis umfassender Kooperationen.

Aus irgendeinem Grund lieben wir das Märchen des großen Einzeltäters – Held oder Bösewicht –, dessen Leben von bedeutenden Ereignissen geprägt ist, aber die Welt ist grundsätzlich komplizierter als die Narrative, in die wir sie zu pressen versuchen, so wie reale Erfahrungen komplexer sind als die Sprache, mit der wir sie beschreiben. Das sollten wir im Hinterkopf behalten, wenn wir uns Robert Kochs Errungenschaften ansehen. Er machte zweifellos wichtige Entdeckungen, aber er machte sie in einer Zeit, als zahlreiche Erkenntnisse über Mikroorganismen im Umlauf waren, weil der Wissenschaft Durchbrüche gelangen, die in medizinischen Fachzeitschriften verbreitet wurden. (Tatsächlich wies der deutsch-schweizerische Mikrobiologe Edwin Klebs 15 Jahre vor Kochs Aufsatz eine Infektionskette für Tb nach, aber seine Forschung fand kaum Echo, weil es ihm nicht gelungen war, den Infektionserreger zu isolieren und zu identifizieren.)

Und genau wie seine Entdeckung die Folge von Prozessen war, kam auch Robert Kochs fulminanter Abstieg nicht einfach aus dem Nichts.

1869 war der 26-jährige Robert Koch Landarzt in Rackwitz im Westen des heutigen Polens. Es war damals nicht ungewöhnlich, dass ein niedergelassener Arzt so jung war – man musste nach dem Studium noch keine Praktikumsjahre absolvieren, wie es heute üblich ist, und außerdem gab es in der Medizin damals noch nicht so viel Stoff. Nach mühsamen Anfängen Kochs schoss sich ein örtlicher Baron versehentlich ins Bein. Koch versorgte die Wunde, und weil er die neuen Hygieneregeln befolgte, die sich in Europa gerade durchsetzten, konnte er eine Infektion verhindern und den Baron retten, was ihm im Landkreis Anerkennung einbrachte.

Koch war fasziniert von Wundinfektionen und den unsichtbaren kleinen Wesen, die sie offenbar auslösten. Seine Frau Emma schenkte ihm ein Mikroskop, damit er die Winzlinge mit eigenen Augen sehen konnte.[18]

Robert Kochs großes Ziel war, in den Kreis der anerkannten Wissenschaftler aufgenommen zu werden – er wollte eine Stelle an einer Universität und seine Aufsätze in den besten Fachzeitschriften sehen. Aber trotz der systematischen Forschung, die zu seinem Markenzeichen wurde, blieb ihm der Erfolg verwehrt, bis er 1876 den Milzbranderreger entdeckte und bewies, dass Milzbrand von Bakterien verursacht wurde. Er hatte Gewebe von einem Kaninchen untersucht, das an Milzbrand gestorben war. Nachdem er die Probe einfärbte, bemerkte er stäbchenförmige Kreaturen im Licht des Mikroskops, die sich immer noch wanden. Er injizierte Gewebe des toten Tieres in ein gesundes Kaninchen, dessen Gewebeproben keine Anzeichen der sich windenden Mikroorganismen aufwiesen. Wenig später war auch das zweite Kaninchen tot, und die postmortale Gewebeuntersuchung ergab eine »mittlere Anzahl« der stäbchenförmigen Organismen, die wir heute als das Bakterium *Bacillus anthracis* kennen.

Doch der Fund allein bewies noch keinen ursächlichen Zusammenhang. Vielleicht hatte ein anderes Gift im Gewebe des ersten Kaninchens das zweite Kaninchen getötet, und das Auftreten der Bakterien war Zufall. Also nahm Koch noch eine Probe des toten Kaninchens, kultivierte das Bakterium in einer Nährlösung aus Hühnerei, nahm eine Probe der Lösung und spritzte sie dem nächsten Kaninchen, das ebenfalls kurz darauf starb.

Koch hatte bewiesen, dass das Bakterium Milzbrand verursachte, indem er es isolierte und eine Infektionskette aufstellte, bis heute ein wichtiges Werkzeug der Bakteriologie und Virologie. Der Aufsatz, den er über das Experiment schrieb, war in medizinischen Fachkreisen eine Sensation, und Koch wurde als Star an die wichtigsten Institute seiner Zeit eingeladen, um Vorträge über das junge Fach der Infektionskrankheiten zu halten.

Wenige Jahre später machte Koch seine bekannteste Entdeckung, als er zeigte, dass Bakterien, die er aus einem Tuberkel isoliert hatte – jenen kugelförmigen Klumpen weißer Blutkörperchen, die Tuberkulosebakterien einschließen –, eine ähnliche Infektionskette auslösen konnten, wie er sie bei Milzbrand beobachtet hatte.

Er züchtete eine Kultur der stäbchenförmigen Organismen, die er in den Tuberkeln fand, und injizierte sie einem Meerschweinchen, das daraufhin krank wurde. Damit bewies Robert Koch, dass Tuberkulose (zumindest bei Meerschweinchen) nicht auf eine genetische Veranlagung zurückging, sondern auf den Befall dieser winzigen, wimmelnden Bakterien.

Als Koch den Beweis vorstellte, dass Tb durch das von ihm sogenannte *Mycobacterium tuberculosis* ausgelöst wurde, »gab es keinen Applaus, kein Gemurmel, keine Debatte«, schreibt der US-amerikanische Wissenschaftsjournalist Thomas Goetz in seinem brillanten Buch *The Remedy* (»Das Heilmittel«): »Das Publikum war vollkommen sprachlos.« Der anwesende Wissenschaftler Paul Ehrlich erinnerte sich später: »Ich muss sagen, dass mir jener Abend stets als mein größtes wissenschaftliches Erlebnis in Erinnerung geblieben ist.«

Zum Ende des 19. Jahrhunderts hatten sich Robert Kochs Erkenntnisse durchgesetzt. Das Zeitalter der Schwindsucht, eines erblichen Leidens, das die Seele wachsen ließ, indem es den Körper schrumpfen ließ, war zu Ende. Stattdessen brach das Zeitalter der Tuberkulose an, einer Infektionskrankheit der Armen und Ausgegrenzten. Das Bild der »Schwindsucht« – jener hellen, milden, freundlichen Krankheit, die Harriet Beecher Stowe beschrieb – unterschied sich so stark von dem neuen Bild der Tuberkulose, dass man beide für völlig unterschiedliche Krankheiten halten könnte. Schwindsucht war ein schmeichelndes Leiden gewesen, eine genetische Besonderheit, die die Seele bereicherte, während sie den Körper sanft vergehen ließ. Tuberkulose war ein Albtraum, eine Invasion unsichtbarer Keime, die sich im Körper vermehrten und auf jeden, der in der Nähe stand, überspringen konnten.

KAPITEL 9
KEIN MENSCH MEHR

Die jähe Verschiebung von der erblichen Krankheit der Seele zur ansteckenden Krankheit der Armut zeigt sich besonders in der rassistischen Umdeutung der Tuberkulose. Noch 1880 glaubten viele weiße amerikanische Ärzte, Schwindsucht trete bei Afroamerikanern nicht auf, weil es ihnen, wie es hieß, an intellektueller Überlegenheit und denkerischem Temperament fehle, um von der Weißen Pest betroffen zu sein. Doch nachdem Robert Koch 1882 das *Mycobacterium tuberculosis* identifizierte, änderte sich alles.

Plötzlich behauptete die rassifizierte Medizin[19] nicht mehr, dass die hohe Krankheitsrate unter Weißen ein Zeichen weißer Überlegenheit sei, sondern dass die hohe Krankheitsrate unter Schwarzen ein Zeichen weißer Überlegenheit sei. In einem Aufsatz von 1896 behauptet ein weißer Arzt zum Beispiel, Afroamerikaner würden aufgrund ihres geringeren Lungenvolumens und ihrer höheren Atemfrequenz überproportional häufig an Tuberkulose sterben.

Das stimmt natürlich alles nicht. Schwarze Menschen waren nicht wegen ihrer vermeintlichen »Rasse« anfälliger für Tuberkulose; sie waren wegen Rassismus anfälliger für Tuberkulose. Rassismus führte dazu, dass Schwarze in den USA häufiger in überfüllten Wohnungen lebten, einem wichtigen Risikofaktor für Tuberkulose. Rassismus führte dazu, dass sie häufiger unterernährt waren, einem weiteren wichtigen Risikofaktor. Rassismus führte dazu, dass Schwarze höheren psychischen und körperlichen Belastungen ausgesetzt und medizinisch schlechter versorgt waren. Um eine von tausend Geschichten zu nennen: Thomas Albert White, ein Veteran des Ersten Weltkriegs, erkrankte nach einem Angriff mit chemischen Kampfstoffen an offener Tuberkulose und wurde nach seiner Rückkehr in die USA von der Gesundheitsbehörde in verschiedene Tb-Sanatorien im ganzen Land geschickt, aber trotz der behördlichen Anordnung war kein einziges bereit, ihn aufzunehmen. White starb ohne angemessene Behandlung an seiner Krankheit, weil er Schwarzer war.

Auch irischen und chinesischen Einwanderern wurde Anfang des 20. Jahrhunderts in den USA eine besondere Anfälligkeit für Tuberkulose aufgrund ihrer »Rasse« zugeschrieben. Aber damals wie heute folgt Tuberkulose nicht Wegen der »Rasse« – beim Menschen gibt es keine Rassen –, sondern höchstens Wegen rassistischer Machtstrukturen.

Es gab auch damals Widerspruch gegen die rassifizierte Medizin – die von Anfang an Humbug war –, insbesondere von Schwarzen, die im Gesundheitswesen arbeiteten. 1909 hatte ein Dr. Stile aus Tennessee behauptet: »Der *Negro* ist an seiner Anfälligkeit für Tuberkulose selber schuld.« Als Reaktion schrieb ein anonymer afroamerikanischer Arzt in einer medizinischen Fachzeitschrift, rassistische Äußerungen wie diese klängen »eher nach einem billigen Politiker, der beim Streben nach Ruhm und Amt auf Wut und Vorurteile setzt, als nach einem Arzt, der mit dem Ziel der Aufklärung ein wissenschaftliches Thema philosophisch diskutiert«. Es gab also Widerspruch, nur blieb er häufig ungehört.

Auf lange Sicht hat sich die Diskriminierung ausgegrenzter Menschen als größter Treiber der Tuberkulose im letzten Jahrhundert erwiesen. Wie anders sähe die Geschichte der Tuberkulose aus, wenn afroamerikanische Ärzte wie A. Wilberforce Williams Gehör gefunden hätten, der vor über einem Jahrhundert feststellte, dass nicht die sogenannte »Rasse« für Tb verantwortlich sei, sondern »Armut, schlechte Wohnverhältnisse, schlechte hygienische Verhältnisse, schlechte Arbeitsbedingungen, lange Arbeitszeiten, hohe Miete [und] schlechte Ernährung«.

Doch das überwiegend weiße medizinische Establishment in den USA blieb bei der »Rassenanfälligkeit« – der irrtümlichen Vorstellung, dass irgendein Aspekt in den Genen Schwarzer Tuberkulose förderte – eine Art *Spes phthisica* des Infektionszeitalters. Manche weißen Ärzte stellten sogar die steile These auf, das Ende der Sklaverei in den USA habe diese »Anfälligkeit« ausgelöst. In dem bekannten Aufsatz »Die Wirkung der Emanzipation auf die geistige und körperliche Gesundheit des *Negro* im Süden« von 1896 argumentierte der weiße Arzt J.F. Miller (natürlich zu Unrecht), vor der Abschaffung der Sklaverei sei Tuberkulose »unter den *Negros* im Süden« eine »seltene« Krankheit gewesen.

In Wirklichkeit war die Krankheit deshalb »selten«, weil versklavte Menschen keinen Zugang zu einer Diagnose hatten und in einer Welt lebten, in der weiße Ärzte die Schwindsucht bei Schwarzen für unwahrscheinlich oder unmöglich hielten. Miller dagegen behauptete, die »wahre« Ursache der Krankheit bestehe darin, dass »er [der Schwarze] auch heute, nach über dreißig Jahren in Freiheit, kaum an den nächsten Tag denkt, aber der nächste Tag kommt und überrascht ihn oft völlig unvorbereitet mit seinen hohen Anforderungen«. Miller schließt daraus, der einzige Weg, für die Gesundheit der afroamerikanischen Bevölkerung zu sorgen, bestünde darin, die Sklaverei wieder einzuführen.

Das war die Welt, in der Schwarze mit Tuberkulose in den USA lebten: eine Welt, in der das medizinische Establishment ihnen einzureden versuchte, Schwächen und Anfälligkeiten in ihren Anlagen seien an ihrer Krankheit schuld oder sogar ihre Freiheit und Bürgerrechte. Obwohl wir längst wussten, dass Tb eine Infektionskrankheit ist, gaben wir immer noch den Kranken selbst die Schuld, nur diesmal mit rassistischen und diskriminierenden Zuschreibungen, die den Kranken noch mehr Schaden zufügten als jede Form der Stigmatisierung zuvor.

Es ist nicht übertrieben zu sagen, dass Tuberkulose zu einer Form von rassistischer Gewalt wurde. In Kanada und den USA wurden zum Beispiel Zehntausende von indigenen Kindern aus ihren Familien gerissen und in sogenannte Residential Schools, einer Art Internat, gesteckt. Schon 1907 schlugen Experten Alarm und warnten, es habe »fast den Anschein, als würden hier mit Absicht die besten Bedingungen für den Ausbruch von Seuchen erschaffen«. Die Sterberate durch Tuberkulose an diesen Einrichtungen ist beispiellos in der Menschheitsgeschichte.

Laut einer Schätzung der Canadian Public Health Association starben in den 1930er- und 1940er-Jahren in den Gemeinden der indigenen Völker jährlich 700 von 100 000 Menschen an Tuberkulose. Die Wahrscheinlichkeit, an Tuberkulose zu sterben, war für Indigene mehr als zehnmal höher als für weiße Kanadier. Doch in den Internaten lag die Rate der Tuberkuloseopfer bei 8000 von 100 000 – das heißt, jedes Jahr starben *acht Prozent* der Kinder, die gegen ihren Willen auf diese Schulen geschickt wurden, an Tuberkulose. Und diese Ungerechtigkeit gibt es noch heute – die Wahrscheinlichkeit, an Tuberkulose zu erkranken, ist für Inuit bis heute über 400-mal höher als für weiße Kanadier. Wie die kanadischen Tb-Expertinnen Lena Faust und Courtney Heffernan schreiben: »Diese Todesfälle dürfen nicht als unvermeidbare Folge einer jahrhundertealten Epidemie verbucht werden, sondern sie sind das Ergebnis vorsätzlicher Vernachlässigung und Misshandlung durch die Architekten des Residential-School-Systems.«

Menschen, die von der gesellschaftlichen Ordnung abgewertet werden, sind anfälliger für Tuberkulose. Das hat nichts mit ihren moralischen Werten, ihrem Verhalten oder ihrer genetischen Veranlagung zu tun – es hat damit zu tun, dass sie von der gesellschaftlichen Ordnung abgewertet werden.

Das führt uns zurück zu einem wichtigen Aspekt bei der Wahrnehmung von Krankheiten – dem Stigma und den moralischen Märchen, die wir um Krankheiten herumkonstruieren.

Als ich ein Kind war, hatte mein Vater zweimal Krebs. Die Leute behaupteten, mein Dad hätte Krebs, weil seine Eltern geraucht hätten oder weil er nicht genug Sport gemacht hätte oder weil er keinen Brokkoli gegessen hätte und so weiter. Und es stimmt, dass Passivrauchen und schlechte Ernährung Risikofaktoren für Krebs sind, aber es stimmt auch, dass die meisten Menschen, deren Eltern geraucht haben, keinen Krebs bekommen, wenn sie erst 32 sind und zwei kleine Kinder haben. Ich halte es für einen Fehler, Krankheiten mit irgendwelchen guten oder schlechten Verhaltensweisen in Zusammenhang zu bringen, denn dem Krebs ist es natürlich vollkommen egal, ob du ein guter Mensch bist oder nicht. Die Biologie hat keinen moralischen Kompass. Sie bestraft nicht die Bösen und belohnt nicht die Braven. Sie weiß nicht einmal, was gut und böse ist.

Das Stigma einer Krankheit vermittelt einerseits die Botschaft: »Du hast es verdient, dass du krank bist«, aber darin steckt auch: »Und ich habe es *nicht* verdient, also muss ich mich nicht fürchten.« Für den Kranken ist es eine doppelte

Last: Er muss nicht nur mit den körperlichen und psychologischen Herausforderungen des Krankseins leben, sondern wird auch noch als Mensch diskreditiert.

Menschen mit Tuberkulose haben mir erzählt, wie schwer der Kampf gegen die Krankheit ist, aber noch schwerer sei der Kampf gegen das Stigma in ihren Gemeinden. Die Tuberkulose-Überlebende Handaa Enkh-Amgalan schreibt in ihrem Buch *Stigmatized* bewegend, wie die Ärzte ihr rieten, die Diagnose geheim zu halten, weil sie sonst nicht verheiratet werden könnte und von ihrer Gemeinde ausgeschlossen würde. Eine Patientin der Tb-Expertin Jennifer Furin brach in Tränen aus, als sie hörte, dass sie Tuberkulose und nicht Lungenkrebs habe. »Aber Tb können wir behandeln«, tröstete Furin sie. »Tb ist heilbar.« Trotzdem hätte die junge Frau lieber Krebs gehabt, um keine Schande über ihre Familie zu bringen.

Stigmatisierung ist ein komplexes Thema, aber es gibt typische Merkmale für stark stigmatisierte Krankheiten. Chronische Krankheiten werden eher stigmatisiert als akute, bedrohliche Krankheiten eher als ungefährliche. Und wichtig für Tuberkulose: Ansteckende Krankheiten werden stärker stigmatisiert als nicht-ansteckende. Schließlich spielt auch die Ursache eine Rolle – oder die vermeintliche Ursache. Wird die Krankheit als Ergebnis einer Entscheidung betrachtet, wird sie eher stigmatisiert. Psychische Erkrankungen werden oft als Ergebnis von schlechten Entscheidungen oder moralischer Schwäche gesehen, manche Herz- oder Krebsleiden als Folge vermeintlich schlechter Lebensführung. Und wenn es keine wissenschaftlichen Belege für einen Zusammenhang zwischen Charakter und Krankheit gibt, erfinden wir ihn: Zum Beispiel hieß es lange, Krebs werde von sozialer Isolation oder der Unterdrückung von Gefühlen verursacht. Obwohl solche Erklärungen grausam und herabwürdigend sind, übernehmen wir sie gerne – Tiger muss schlafen, Vogel muss landen, Mensch muss sagen, er hat es verstanden.

Wie alle chronischen Krankheiten, die als sehr gefährlich wahrgenommen werden, war Tuberkulose seit jeher mit einem Stigma behaftet, und so ist es geblieben. Bis heute gilt Tb vielerorts als Schandmal, weil die Krankheit mit Armut, aber auch mit vermeintlichem Fehlverhalten und moralischem Versagen assoziiert wird.

Wenn ich Tb-Überlebende besuche, nennen fast alle das Stigma als größte Belastung. In vielen Teilen der Welt kommt es vor, dass Kinder, bei denen Tb festgestellt wurde, in Krankenhäusern oder Behandlungszentren abgegeben und von ihren Familien im Stich gelassen werden. Ein Mann aus Sierra Leone, der wieder gesund war, nachdem er jahrelang an resistenter Tb gelitten hatte, sagte mir, er habe Angst, nach Freetown zurückzukehren, weil er niemandem aus seiner Großfamilie begegnen wolle, die ihn ausgeschlossen hatte, nachdem er krank geworden war. Er hatte über WhatsApp an seine Freunde und Verwandten geschrieben, und die meisten hatten geantwortet, er sei verflucht und man wolle nichts mehr mit ihm zu tun haben.

Eine junge Frau, die von ihrer Familie verstoßen worden war, sagte zu mir: »Für sie bin ich kein Mensch mehr.« Es gab Zeiten, in denen sie gewünscht hatte, sie wäre an Tb gestorben, statt geheilt worden zu sein, weil das Stigma nicht aufhörte. Auch Leute, die sie nach der Krankheit kennengelernt hatte, wandten sich von ihr ab, wenn sie erfuhren, dass sie Tb überlebt hatte. Ihre Nachbarschaft wusste Bescheid, und alle behandelten sie anders als früher. Manche behaupteten, mit der Tb habe Gott ihre Familie bestraft. Andere sagten, es liege an ihrer Armut, am lecken Dach ihres Hauses oder daran, dass ihre Mutter schwarze Magie betreibe. Wir können solche Kommentare als Aberglauben abtun, aber auch wir verurteilen andere. Indem wir Krankheiten einen Sinn unterstellen, machen wir sie zur Strafe.

Henry hatte das Glück, dass ihn seine Eltern nicht im Stich ließen, auch wenn viele Mitglieder seiner Großfamilie den Kontakt zu ihm abbrachen. Seine Mutter Isatu hing umso mehr an ihrem einzigen lebenden Kind, und Henry spürte ihre Liebe bis nach Lakka. In einem Gedicht schreibt er:

Mama, du bist etwas Besonderes und du bist schön
du rückst näher
als alle wegliefen
als mein Cousin weglief
doch du standst fest.

Ich denke oft an dieses Gedicht, an das Staunen in dem spannungsvollen Zeitenwechsel zwischen »du rückst näher« und »als alle wegliefen«. Isatus Anwesenheit ist Gegenwart, auch wenn die Gegenwart aller anderen Vergangenheit ist.

KAPITEL 10
EINE STUDIE IN TUBERKULIN

Robert Koch war nicht der einzige gefeierte Keimtheoretiker seiner Zeit. In den 1860er-Jahren hatte der französische Arzt Louis Pasteur bei der (sehr französischen) Forschung zur Rolle von Mikroorganismen bei der Weingärung bahnbrechende Entdeckungen gemacht. Anfang der 1880er untermauerte Pasteur Kochs Fund des Milzbranderregers nicht nur, sondern es gelang ihm, einen Impfstoff gegen Milzbrand zu entwickeln, indem er das Bakterium so stark erhitzte, dass es keine Sporen mehr bildete, und anschließend Tieren injizierte. Pasteur konnte nachweisen, dass die Versuchstiere nach der Impfung mit den abgetöteten Bakterien immun gegen die tödliche Milzbrandinfektion waren – und hatte nicht nur die Ursache, sondern die Lösung des Problems geliefert.

Um zu verstehen, was sich nach Kochs Entdeckung in der medizinischen Welt abspielte, müssen wir einen kurzen Blick auf die damalige politische Situation in Europa werfen. Frankreich und Deutschland hatten gerade den Deutsch-Französischen Krieg ausgefochten, der als großer Sieg für die Deutschen – und für den deutschen Nationalismus – galt. Sie hatten Frankreich mit überlegener Militärtechnik geschlagen, aber auch mit besserer medizinischer Versorgung: Das deutsche Sanitätskorps verwendete Desinfektionsmittel bei der Wundversorgung, die sich in Frankreich noch nicht durchgesetzt hatten, und damit blieb die Zahl der deutschen Gefallenen deutlich geringer. Der medizinische Fortschritt wurde als wesentlicher Teil des deutschen Erfolgs wahrgenommen. Daher war man in Deutschland tief enttäuscht, als Kochs Entdeckung des Milzbranderregers nur wenige Jahre später von Pasteurs Milzbrandimpfung in den Schatten gestellt wurde.

Ich finde es interessant, dass selbst hier, in der vermeintlich objektiven Welt der Wissenschaft, die politischen Kräfte spürbar sind, die auf Entdeckungen drängen. Der Wunsch nach Helden, der Wettbewerb um Ressourcen unter Konkurrenten, die besser kooperieren würden, und die lange Geschichte der Kriege – all das überschneidet sich, wenn es um wichtige wissenschaftliche Entdeckung geht.

Deutsche wie französische Politiker vereinnahmten medizinische Erfolge als nationale Großtaten. Nachdem Koch den Cholera-Erreger entdeckte, fand zu seinen Ehren ein Bankett statt, in dessen Ankündigung stand: »So wie das deutsche Volk vor 13 Jahren einen glorreichen Sieg über den Erbfeind feierte, feiert die deutsche Wissenschaft heute einen glorreichen Triumph über einen der gefährlichsten Feinde der Menschheit.«

Und dann wurden Koch und seine Kollegen wieder ausgestochen, als Pasteur wenig später den Impfstoff gegen die Cholera entwickelte. Es schien, als würden die Deutschen immer den Erreger und die Franzosen immer das Heilmittel finden. Koch wurde auch Ehre zuteil, doch er beneidete Pasteur ein Leben lang um dessen Erfolge bei der Entwicklung wirksamer Heilmittel. Das war vielleicht der Grund, warum Robert Koch auf dem Höhepunkt seines Ruhms die systematische Strenge vernachlässigte, die eigentlich sein Markenzeichen war, und bekannt gab, er habe ein Heilmittel gegen Tuberkulose gefunden.

Ende der 1880er-Jahre begann Koch eine potenzielle Tuberkulosetherapie zu testen, indem er ein Serum aus Tb-Bakterien benutzte. Er begann mit Versuchen an Tieren (es war Koch, der weiße Mäuse zu den klassischen Labortieren machte), entschied jedoch bald, dass es sicher wäre, das Mittel am Menschen zu testen. Also injizierte er die durchscheinende braune Flüssigkeit, bekannt als »Kochs Serum« oder Tuberkulin, zunächst vier Probanden: sich selbst, seiner zweiten Frau Hedwig und zwei Assistenten.

Alle erkrankten innerhalb weniger Stunden, bekamen Fieber und litten unter »ungewöhnlich heftigem Schüttelfrost«. Doch binnen vierundzwanzig Stunden trat Besserung ein, und alle erholten sich vollständig. Der Verlauf ähnelte der Wirkungsweise von Pasteurs Impfstoffen gegen Milzbrand und Cholera – der Impfling wird der abgeschwächten Version eines Krankheitserregers ausgesetzt, entwickelt eine Immunreaktion und ist anschließend gegen die betreffende Krankheit immunisiert. Koch war überzeugt, seine Probanden hätten dieselbe »Fieberkur« durchlaufen. Aber Koch ging noch weiter. Als er das Serum Patienten injizierte, die bereits an Tuberkulose erkrankt waren, beobachtete er, dass ein Teil des von Tuberkeln durchsetzten Gewebes abzusterben schien, was ihn zu der Behauptung brachte, sein Serum schütze nicht nur vor einer Infektion, sondern könne die Krankheit auch heilen.

Die ganze Welt horchte auf, als Koch die Neuigkeiten bekannt gab. Angesichts der Wirksamkeit von Pasteurs Seren bei der Vorbeugung von Milzbrand und Cholera sprach nichts dagegen, dass auch Kochs Serum funktionierte, insbesondere weil Robert Koch für seine Akribie und Sorgfalt bekannt war. Und so machten sich Tausende von Tuberkulosepatienten auf den Weg nach Berlin, um sich Kochs Serum verabreichen zu lassen. Viele waren längst am Ende ihrer Kräfte und starben in Eisenbahnwaggons, Hotelzimmern und auf der Straße, während sie auf das Mittel warteten.

Anfang 1891 erreichte die Nachricht von Kochs Serum in einer seltenen Sonderbeilage des *British Medical Journal* Großbritannien. An der englischen Südküste öffnete ein anderer ehrgeiziger junger Landarzt die Post und begann, von der erstaunlichen Substanz zu lesen. Der junge Arzt erfuhr, dass Koch »ein Mittel« entdeckt habe, »das bei den Versuchstieren eine Immunität gegen die Inokulation mit dem Tuberkelbazillus« bewirke »und außerdem die Tuberkulose bei bereits erkrankten Tieren zum Stillstand« bringe.

Die Vorstellung war so aufregend, schrieb der junge Arzt später, dass »mich der starke Drang überkam, selbst nach Berlin zu fahren. Ich kann keinen klaren Grund dafür nennen, aber der Impuls war so unwiderstehlich, dass ich sofort den Entschluss traf, mich auf die Reise zu begeben«. Noch am gleichen Tag verließ Dr. Arthur Conan Doyle seine Praxis, packte eine Tasche und fuhr nach Berlin. Doyle würde nicht nur einer der meistgelesenen Schriftsteller der Welt werden, sondern auch der Mann, der die »täuschende Blase« der Koch'schen Kur zum Platzen brachte.

Wir müssen uns vorstellen, wie aufregend und erschreckend die Idee der Keimtheorie gewesen sein muss, als sie Ende des 19. Jahrhunderts aufkam. In Louis Pasteurs Worten: »Der Gedanke, dass unser Leben der Vermehrung dieser unendlich kleinen Wesen ausgeliefert ist, ist furchterregend, aber es ist doch auch tröstlich, hoffen zu dürfen, dass die Wissenschaft solchen Feinden gegenüber nicht für immer machtlos bleiben wird.« Pasteur hatte Verständnis für das Grauen, das viele empfanden – es ist wahrhaftig der Stoff von Horrorfilmen, zu erfahren, dass unsichtbare Würmer auf und in dir wimmeln und sich milliardenfach vermehren, bis sie Kontrolle über deinen Körper haben und dich krank machen oder töten. Aber

Pasteur sah auch die Hoffnung, die mit dem tieferen Verständnis kam.

Mit der Keimtheorie begann jedenfalls eine neue Welt. Wir dachten, nachdem wir Löwen, Bären und andere Raubtiere unterworfen hatten, wären wir »zivilisiert« – eine Spezies, die allen anderen überlegen ist, die höchste Macht in einer Welt geringeren Lebens. Wie Arthur Conan Doyle später über *M. tuberculosis* schrieb: »Was für eine infernalische Mikrobe! [...] wie perfide, dass wir, die wir den Tiger töten können, von diesem giftigen kleinen Atom in die Schranken gewiesen werden.«

Vielleicht sollte ich erwähnen, dass einer der Gründe, warum ich mich für Tuberkulose interessierte, die Zwangsstörung ist, unter der ich leide, und eine meiner stärksten Gedankenspiralen kreist um Mikroben und Krankheiten. Vor der Keimtheorie haben wir nicht gewusst, dass ungefähr die Hälfte der Zellen in unserem Körper gar nicht zu unserem Körper gehört – es sind Bakterien und andere mikroskopische Organismen, die uns besiedeln. Und bis zu einem Grad haben diese Mikroorganismen sogar Kontrolle über uns – sie gestalten unsere Konturen, indem sie dafür sorgen, dass wir zunehmen oder abnehmen, machen uns krank oder töten uns. Es gibt sogar immer mehr Hinweise darauf, dass unser Mikrobiom, also die Gesamtheit der Mikroorganismen, die uns besiedeln, über die Darm-Hirn-Achse unser Denken beeinflusst, was bedeutet, dass mindestens manche meiner Gedanken gar nicht meine Gedanken sind, sondern die der Mikroorganismen in meinem Verdauungstrakt. Die Forschung zeigt, dass es einen Zusammenhang zwischen bestimmten Darmmikrobiomen und schweren Depressionen und Angststörungen gibt. Es kann sogar sein, dass mein spezielles Mikrobiom zumindest teilweise für meine Zwangsstörung verantwortlich ist, was hieße, dass die Mikroben der Grund sind, warum ich solche Angst vor Mikroben habe.[20]

Wenn ich mir vorstelle, ich hätte im Jahr 1800 gelebt, hätte ich wahrscheinlich trotzdem noch Zwangsstörungen, aber ich könnte keine panische Angst vor mikrobiellen Infektionen haben, weil wir damals noch nicht wussten, was das ist. Heute dagegen spüre ich Mikroorganismen überall – beim Schreiben auf der Tastatur, auf meiner Haut, in meinem Mund. Mikroben fordern mein Selbstverständnis heraus – was bin »ich« am Ende, wenn die Hälfte von mir nicht ich ist und die Hälfte, die nicht ich ist, mir einen Teil »meiner« Gedanken und Gefühle diktiert? Was bedeutet es, eine Person zu sein, deren Bewusstsein, deren Liebe, Sehnsüchte und Ängste von einem wuchernden Bakterium ausgelöscht werden kann, das weder liebt noch sehnt oder fürchtet? Wie perfide, dass ich von diesem giftigen kleinen Atom umgebracht werden kann!

Als der junge Arthur Conan Doyle in Berlin ankam, bat er um ein Treffen mit Robert Koch, und da dies nicht möglich war, klingelte er einfach an Robert Kochs Haustür. Ein Diener bat ihn in die Diele, aber Doyle wurde schließlich abgewiesen, ohne den großen deutschen Arzt kennengelernt zu haben. Stattdessen sah sich Doyle in Berlin um und versuchte, das Wesen des geheimnisvollen Serums und seine Wirkung auf den Körper zu verstehen. Was er dabei herausfand, unterschied sich allerdings stark von dem Heilmittel, das Koch versprochen hatte: »Es steht außer Frage, dass unser Wissen über [das Serum] noch sehr unvollständig ist.« Doyle erkannte, dass Tuberkulin zwar eine Wirkung auf Tb-Patienten hatte, aber keine heilende. Stattdessen schien das Serum infiziertes Gewebe abzutöten, ohne das Bakterium zu beseitigen. »Es ist, als würde einer, dessen Haus von Ratten befallen ist, jeden Morgen den Dreck der Tiere beseitigen und erwarten, dass er sie auf diese Weise loswird«, schrieb Doyle. Anders ausgedrückt: Tuberkulin machte Rattenkacke weg, tötete aber keine Ratten.

Die beiden Mediziner René und Jean Dubos stellen fest, dass Doyles Essay »von einem so intelligenten Verständnis« zeuge, dass »seiner Analyse des Themas seither nur wenig Wichtiges hinzugefügt wurde«. Conan Doyle sah sofort, was Koch übersehen hatte: Das Tuberkulinserum löste zwar eine starke Immunreaktion bei Tb-Infizierten aus, aber die Immunreaktion verbesserte die körpereigene Abwehr gegen die Krankheit nicht. Dadurch machte Tuberkulin Tb-Patienten oft noch kränker, nicht gesünder. Auch als Impfstoff eignete sich das Serum nicht – Tuberkulin löste bei Personen, die schon einmal mit Tb infiziert waren, eine Immunreaktion aus, verhinderte aber keine Infektion.

Doch Doyle erkannte auch, dass der letzte Aspekt Tuberkulin zu einem nützlichen Instrument in der Gesundheitsversorgung machte: Mit dem Serum ließen sich Tb-Infektionen nachweisen. Das war auch der Grund, warum Robert Koch, seine Frau und seine Laborassistenten nach der Tuberkulin-Injektion kurzfristig krank wurden: Alle vier waren bereits Träger des *M. tuberculosis*. Im 19. Jahrhundert war im Norden Europas fast jeder damit infiziert. Wie wir anfangs gesehen haben, werden etwa 90 Prozent der Tb-Infizierten nie krank, weil ihr Körper das Bakterium erfolgreich in Tuberkeln einschließt. Aber der Kontakt mit Tuberkulin löst auch bei asymptomatischen Fällen eine Immunreaktion aus. Während Tuberkulin also nicht *gegen* Tuberkulose wirkt, kann es Tuberkulose *nachweisen*, weil nur Tb-Infizierte eine Immunreaktion zeigen.

Und so war Tuberkulin am Ende doch nützlich – wenn eine kleine Menge unter die Haut injiziert wird und eine leichte Schwellung entsteht, ist das ein sicherer Hinweis, dass die Immunzellen des Körpers das Tb-Bakterium schon kennen. Tuberkulin-Hauttests können zwar nicht sicher feststellen, ob die infizierte Person an offener Tb leidet oder welche Therapie am besten geeignet ist, aber der Test bleibt ein nützliches Screening-Instrument, insbesondere in Ländern, in denen Tb-Infektionen relativ selten vorkommen.

Weil Robert Koch aber vorschnell nicht den Test, sondern Heilung versprach, starben in Berlin und dem Rest der Welt Tausende von Menschen, nachdem sie sein Serum erhalten hatten. Wie René und Dubos schreiben: »Bald wurde klar, dass Tuberkulin viel mehr Menschen tötete, als ihnen zu helfen.« Nach dem Tuberkulin-Flop fiel Koch in Ungnade und kämpfte um die Rettung seines Rufs. Arthur Conan Doyle kehrte nach England zurück und veröffentliche binnen zehn Jahren seinen ersten Sherlock-Holmes-Roman, die Geschichte eines Detektivs, der mithilfe von Logik, Indizien und akribischen Schlussfolgerungen Todesursachen aufdeckte, ähnlich wie Holmes' Erfinder es getan hatte.

KAPITEL 11
BANGEN UND HOFFEN

Es hatte sich bald herumgesprochen, dass Tuberkulose hauptsächlich durch Tröpfcheninfektion übertragen wurde, also über Erreger, die beim Husten oder Spucken in die Luft gelangten, aber man konnte sich auch über andere Wege anstecken, zum Beispiel durch mit Rinder-Tb kontaminierte Rohmilch. Viele glaubten auch, dass man Staub einatmen konnte, der Tb-Bakterien enthielt, oder dass Insekten die Keime von den Kranken auf die Gesunden übertrugen.

Zuerst rückten die Orte und Milieus in den Fokus, die den Ausbruch von Tuberkulose zu begünstigen schienen – überfüllte Mietskasernen, schmutzige Fabriken, von Mücken geplagte Umfelder und die nie versiegenden Ströme von Kautabak und anderem Speichel, der in der Öffentlichkeit ausgespuckt wurde. Charles Dickens nannte die USA »eine Nation von Spuckern«. Die Menschen spuckten in Straßenbahnen und auf Gehwegen, in Restaurants und sogar in den eigenen vier Wänden. Die Gesundheitsämter versuchten verzweifelt, den Leuten das Spucken abzugewöhnen, und erließen Verbote (bis heute ist in vielen amerikanischen Städten öffentliches Spucken verboten), die sicher halfen, die Ansteckungsraten zu senken. Auch die Initiative, den Menschen beizubringen, sich beim Husten oder Niesen ein Taschentuch vors Gesicht zu halten oder die Hand, wenn keines vorhanden war, verhinderte eine noch stärkere Ausbreitung der Tuberkulose (und anderer Atemwegserkrankungen). Die Gesundheitsbehörden warnten außerdem davor, Babys und Kleinkinder zu

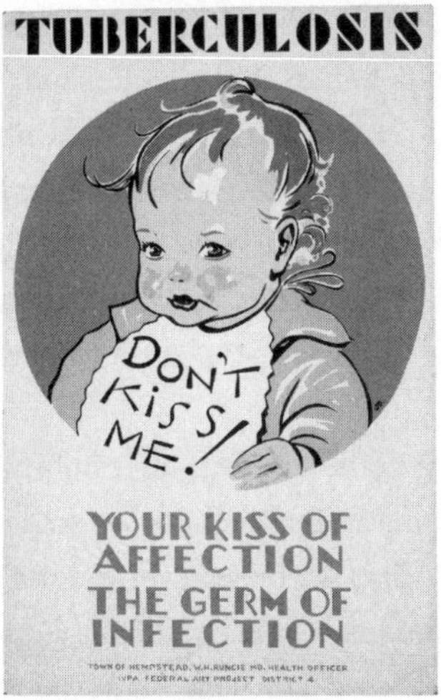
TUBERCULOSIS
DON'T KISS ME!
YOUR KISS OF AFFECTION
THE GERM OF INFECTION

Tuberkulose –
Küss mich nicht!
Dein lieber Kuss –
der böse Keim

küssen, was möglicherweise das Infektionsrisiko senkte, aber vor allem großartige Plakate hervorbrachte.

Im frühen 20. Jahrhundert schallte der Ruf nach Hygiene und Sauberkeit durch fast alle Bereiche des Lebens. In Leihbibliotheken wurden regelmäßig die Bücher desinfiziert, damit sich Tb und andere Infektionskrankheiten nicht von Lesehaushalt zu Lesehaushalt ausbreiteten. Die Straßen wurden vor dem Kehren gewässert, damit die unsichtbaren Keime, die in Staubpartikeln steckten, von den Straßenkehrern nicht in Häuser und Nachbarschaften getragen wurden.

Ein weiterer Übeltäter, den die Gesundheitsämter ins Visier nahmen, war die Stubenfliege. Weil es in den Mietskasernen und Fabriken, wo die Tb-Rate besonders hoch war, so viele Fliegen gab, kam man zu der Vermutung, die Stubenfliege schleppe *M. tuberculosis* »von der Spucke des Schwindsüchtigen zum Sauger des Babyfläschchens, vom Mülleimer zu den Lippen des schlafenden Kindes und von der Leiche zum frischen Obst«, wie ein Zeitungsartikel von 1910 warnte. Man hielt die Bevölkerung dazu an, alle Fenster und Terrassen mit Fliegengittern zu versehen und Lebensmittel abzudecken, um die Fliegen fernzuhalten. Es stimmt zwar, dass die Stubenfliege verschiedene Krankheiten auf den Menschen übertragen kann, aber Tuberkulose gehört nicht dazu, und es ist sowieso sehr unwahrscheinlich, durch Stubenfliegen krank zu werden. Wie mir ein Bakteriologe erklärte: »Gefährlich wird es höchstens, wenn du sie isst.«

Auch im Privaten fingen die Leute an, sich über Schmutz, Staub und Körperstellen den Kopf zu zerbrechen, wo sich Keime vielleicht gerne ansiedelten. Das wiederum veränderte die Mode, die Körperpflege und andere gesellschaftliche Gepflogenheiten. »Wir haben keine Ahnung, wie viele Bakterien und Krankheitskeime im Amazonasdschungel eines bärtigen Gesichts lauern, aber es müssen Heerscharen sein«, erklärte der Alternativmediziner Edwin F. Bowers 1916 in seinem Zeitschriftenartikel »Die Gefahren des Backenbarts«. Die Angst, dass sich Tb-Erreger in Bärten verfingen, führte laut der Zeitschrift *Harper's Weekly* zur »Revolte gegen den Bart« und läutete ein Zeitalter der Glattrasur ein. Bei den Damen wanderten die Säume nach oben, aus Angst, sich mit bodenlangen Röcken Keime vom schmutzigen Boden einzufangen. »Hygiene betraf weit mehr als die körperliche Gesundheit«, erklärt die Modehistorikerin Nicole Rudolph in *Sins against Our Soles*. Und Hygiene war weiterhin ein Vorwand, die Mode zu verteufeln. Röcke durften nicht zu lang sein, um keine Tb ins Haus zu schleppen. Aber sie durften auch nicht zu kurz sein, um keine Erkältung zu riskieren, die angeblich Tuberkulose auslösen konnte. Kurz gesagt, keine Mode ging durch, wenn sie nicht vom patriarchalischen medizinischen Establishment als hygienisch eingestuft wurde. Und auch moralische Hygiene – die Reinheit von Geist und Tat – galt bei der Eindämmung von Tuberkulose weiterhin als essenziell. Wer zu viel trank, zu viel feierte oder anderen Lastern frönte, öffnete dem Bazillus Tür und Tor.

Henry schrieb in seinem Memoir über seine Zeit in Lakka: »Jeden Morgen bei Tagesanbruch kamen die Krankenschwestern mit einem Tablett voller Medikamente herein, eine bittere Mahnung an den Kampf in meinem Innern. Ich nahm diese Pillen, die eine lange Liste von Nebenwirkungen hatten, mit einer Mischung aus Bangen und Hoffen ein.« Vor der Entwicklung wirksamer Antibiotika gab es zwar kein morgendliches Pillentablett, aber das Hoffen und Bangen war ähnlich. Grund zur Hoffnung hatte es auch vor den Heilmitteln immer gegeben, weil manche Kranke spontan gesund wurden, selbst wenn es nur ein kleiner Teil war, aber die Möglichkeit existierte zumindest. Wenn man nur alles richtig machte, auf körperliche und geistige Hygiene achtete und auf die Ärzte und den Stand der Wissenschaft hörte, musste Tuberkulose nicht unbedingt tödlich sein.

Diese Mischung aus Bangen und Hoffen, die jeder kennt, der schon einmal durch das Tal einer schweren Krankheit gegangen ist, ließ viele Menschen im 19. und frühen 20. Jahrhundert ihr Heil auf Reisen suchen. Die Idee, dass ein Ortswechsel die Tuberkulose heilen könnte, gab es schon lange vor Robert Koch und seinem Bazillus: Vor fast 2000 Jahren empfahl der einflussreiche Arzt Galen unter anderem »Seereisen«, um die Schwindsucht zu kurieren. Aretaios von Kappadokien empfahl Reisen in die Türkei, wo der Aufenthalt in Apollos berühmten Zypressenhainen diejenigen heilen konnte, die »schwach auf der Brust« seien. Da Schwindsucht eine Krankheit der Städte war, versprachen ruhigere Orte Besserung, an denen die Luft »sauber« oder »rein« war.

Allerdings unterschieden sich die Meinungen, was sauber oder rein war. Sollte man in die Berge reisen wie die Figuren aus Thomas Manns *Zauberberg*? Sollte man in den Wald ziehen, ans Meer oder in die Wüste? War es draußen besser oder drinnen? Brauchten die Lungen nur saubere Luft oder auch Sonnenlicht, um gesund zu werden? Musste die Luft auch trocken sein?

Jeder Arzt in jedem Ort hatte eigene Antworten auf diese Fragen, als im frühen 20. Jahrhundert der Siegeszug der Sanatorien begann. Wir brauchten speziell auf Tuberkulose ausgerichtete Heilanstalten, die sowohl die Genesung der Patienten förderten als auch die Ansteckungskette unterbrachen, indem sie die Kranken aus ihrem Umfeld nahmen. Sanatorien wurden in den Bergen gebaut – wie in Asheville in North Carolina, wo mein Großonkel Stokes starb –, in der Wüste oder im Grünen in der Nähe großer Städte. Manche wurden sogar in den Städten gebaut, wenn auch gewöhnlich am Stadtrand.

Das Sanatorium wurde zum festen Bestandteil der amerikanischen Kultur. Wie Sheila Rothman, Professorin für öffentliche Gesundheit an der Columbia-Universität, in *Living in the Shadow of Death* festhält: »Im Jahr 1900 gab es 34 Sanatorien mit 4485 Betten in den USA. 25 Jahre später waren es 536 Sanatorien mit 673 338 Betten.« Zum Höhepunkt des Sanatorienbooms standen fast so viele Betten für Tb-Patienten zur Verfügung wie Krankenhausbetten für alle anderen Krankheiten zusammen.

Saubere Luft, Schonung und Sonnenschein sollten den Kranken »Hoffnung und Mut einflößen«, doch zu diesem Zweck mussten die Sanatoriumsgäste strenge Regeln einhalten, durften sich möglichst wenig bewegen und sollten sich so viel wie möglich im Freien aufhalten.[21] In den USA wurden ganze Städte für und von Tuberkulosekranken gegründet, darunter Pasadena in Kalifornien und Colorado Springs in Colorado. Südkalifornien galt als besonders heilsam, und Zehntausende von Menschen pilgerten dorthin – eine Völkerwanderung, die dem Goldrausch Konkurrenz machte. Die »Lungensüchtigen«, wie sie genannt wurden, ließen sich in Städten im Westen und den Sanatorien nieder, die dort wie Pilze aus dem Boden schossen. Wer die Krankheit überlebte, blieb oft in der neuen Heimat, gründete Familien und veränderte die Geografie der USA.

Henry beschreibt auch in Lakka ein »Gefühl endloser Monotonie«, wie es in den Sanatorien geherrscht haben muss, wo das Leben der Kranken meistens unerträglich langweilig war. Die einzige Aufgabe der Invaliden bestand darin, gesünder zu werden. Das Wort »Invalide« verrät, was es bedeutete, mit einer chronischen Krankheit zu leben – man war kein »valides« Mitglied der Gesellschaft, war ausgeschlossen aus der sozialen Ordnung, der Familie und der Gemeinschaft. Auch Kranke, die zu Hause gepflegt wurden, konnten an vielen Alltäglichkeiten nicht teilnehmen. Oft waren sie zu krank und zu schwach, um das Haus zu verlassen, in die Kirche zu gehen oder Familie zu besuchen. Und für die Sanatoriumsgäste gab es im Namen der körperlichen und geistigen Hygiene strenge Regeln in allen Bereichen. Sie sollten sich so wenig wie möglich bewegen und durften teilweise nicht einmal Briefe schreiben oder sich das Haar kämmen. Strikt abgeraten wurde von Alkoholgenuss, Sex und intensiven Gefühlen – bloß keine Aufregung, die die Tuberkulose anregen könnte.

Also lagen die Patienten still in ihren Betten oder Liegestühlen, die wann immer möglich nach draußen geschoben wurden, damit die Invaliden Sonne und frische Luft tanken konnten. Langeweile war das zentrale Thema in den Briefen und Erinnerungen von Tuberkulosepatienten. Wie eine Patientin schrieb: »Den ganzen Tag liege ich nur hier herum und starre die Berge an [...] Ich wünschte, sie würden sie wenigstens mal umstellen.« Trotz allem fanden die Patienten Wege, sich zu amüsieren, so wie es die Menschen immer tun. In größeren Sanatorien gaben Patienten Zeitungen und Faltblätter mit Neuigkeiten heraus und moderierten sogar eigene Radiosender. Ein unerschöpflicher Quell der Unterhaltung war Klatsch, insbesondere wenn es um Liebschaften ging, die häufig vorkamen, egal, wie streng kontrolliert wurde. Trotz aller Warnung, dass Liebe und Lästern der Gesundheit schadeten, konnten die meisten Invaliden einfach nicht anders – sie waren eben Menschen.

Angehörigen wurde bisweilen von Krankenbesuchen abgeraten, nicht nur wegen der Ansteckungsgefahr, sondern auch, weil Besuche den Patienten angeblich nicht guttaten. In einem Sanatorium wurden Eltern gewarnt: »Denken Sie daran, dass Sie Ihr Kind ins Sanatorium geschickt haben, weil es krank ist und Behandlung braucht; um die besten Ergebnisse zu erzielen, und damit Ihr Kind sich in kürzester Zeit erholt, bitten wir Sie, es unserer Obhut zu überlassen und von Störungen durch Eltern, Verwandte oder Freunde möglichst abzusehen.«

Sheila Rothman beschreibt ein Sanatorium als »zu gefängnisartig, um ein Krankenhaus zu sein, und zu krankenhausartig, um ein Gefängnis zu sein«. Ein Professor erklärte, wie man die Heilungschancen maximieren wollte: »Die kleinsten Details im Leben des Patienten werden von dem behandelnden Arzt kontrolliert und nichts von Bedeutung dem [Urteil des Patienten] überlassen.« Dazu gehörte, was man aß, wann man schlief, wen man traf und sogar woran man dachte. Nur wer lebensmüde war, lehnte sich gegen die totale Überwachung auf. Wie die Historikerin Megan Vaughan in *Curing*

Their Ills schreibt: »Die Patienten wurden regelmäßig gewarnt, dass ihr Leben davon abhing, ob sie die unzähligen Vorschriften der Einrichtung befolgten.«

Viele dieser Patienten waren Kinder, wie Gale Perkins aus Boston, die Mitte der 1930er-Jahre als kleines Mädchen an Knochentuberkulose erkrankte. Gale hatte sich bei einem Mitglied ihres Haushalts angesteckt. Viele andere Kinder mit Knochen-Tb infizierten sich durch kontaminierte Kuhmilch.[22] In beiden Fällen ist Knochentuberkulose gerade bei Kindern verheerend, weil sie zu schmerzhaften Veränderungen der Knochen führt, die bei Gale Perkins zum Beispiel zwölf Jahre lang mit mechanischen Streckvorrichtungen und Ganzkörpergipsen behandelt werden mussten.

Gale war erst drei, als sie ins Lakeville Sanatorium in Massachusetts gebracht wurde, und wie allen Patienten erklärte man ihr, eine positive Einstellung und das strikte Einhalten der ärztlichen Regeln seien lebenswichtig. In ihren Erinnerungen schreibt sie später: »Nachts hatte ich schreckliche Angst – erst kam die Dunkelheit, dann die Stille. Die Kinder weinten und riefen nach ihren Müttern. Dann kamen die Schwestern herein und riefen: ›Ruhe, alle miteinander!‹« (Hier denke ich wieder an Henrys Erfahrungen in Lakka fast ein Jahrhundert später, der schreibt: »Nachts schienen sich die Krankenhausflure bis ins Unendliche zu erstrecken.«)

In vielen Sanatorien war Weinen streng verboten, weil es der Moral und damit den Heilungschancen schadete. In Lakeville drehte sich alles um Kontrolle – den kleinen Patienten wurde diktiert, wann (oder ob) sie lesen und schreiben durften, wie oft (oder ob) sie aufstehen durften, wie oft (oder ob) sie Besuch empfangen durften und so weiter. Die Patienten verbrachten täglich viele Stunden mit der Kur – reglos still sitzend oder liegend, ohne zu sprechen, zu lachen oder auch nur die Miene zu verziehen.

Die kleine Gale bekam selten Besuch und wurde wegen ihrer schlechten Einstellung und ihres schlechten Benehmens häufig gerügt. Wenn sie ins Bett machte oder hörbar weinte, wurde sie bestraft. »Zur Strafe isolierten sie mich«, schreibt sie in ihrem Memoir. »Keiner durfte mit mir sprechen, ich durfte nicht mit meinen Spielsachen spielen, und um mein Bett wurde ein Sichtschutz geschoben, damit ich die anderen Kinder nicht sehen konnte.« Damals war sie vier.

Rettung kam, als Gale sich mit Angie anfreundete. Angie war die Tochter griechischer Einwanderer, und ein Bonus ihrer Freundschaft war, dass sie zweimal Ostern feiern konnten: Gales römisch-katholisches Ostern und Angies griechisch-orthodoxes. Im Gegensatz zu Gale, die häufig Ärger bekam, weil sie schwatzte oder im Bett herumturnte, wenn sie eigentlich »kuren« sollte, war Angie die perfekte Patientin. »Angie las jeden Morgen und jeden Abend in ihrem Gebetbuch. Sie versprach mir, auch für mich zu beten, damit ich nicht mehr so viel Ärger bekam«, erinnerte sich Gale. Angie wollte unbedingt gesund werden und das Sanatorium verlassen, weil sie ihre Schwester Pauline vermisste, die ihr regelmäßig Briefe schrieb, und ihren Vater, der bei seinen wöchentlichen Besuchen Paulines Briefe mitbrachte.

Eines Tages bekam Gale mit, wie sich zwei Krankenschwestern über ein schreckliches Geheimnis unterhielten: Angies Schwester Pauline, die ihr jede Woche einen Brief schrieb, war in Wirklichkeit längst an Tb gestorben. Ihr Vater hielt die Nachricht vor Angie geheim, weil er Angst hatte, der emotionale Schock würde ihrer Gesundheit schaden. Um der einen Tochter, die ihm noch blieb, Mut zu machen, schrieb ihr der

Vater Briefe im Namen der anderen Tochter, die er verloren hatte.

Weil man auch Gale eingetrichtert hatte, dass schlechte Nachrichten schädlich seien, erzählte Gale ihrer besten Freundin nie, was sie erfahren hatte. Aber es half Angie nicht. »Eines Tages sah ich, wie sie eine Bahre mit einer Leiche zur Leichenhalle schoben«, erinnert sich Gale. »Ich wusste sofort, dass es meine beste Freundin Angie war.« Gale war acht Jahre alt.

Bei all den traurigen Geschichten, die ich bei meinen Recherchen über Tuberkulose gelesen habe, hat mich diese besonders berührt: der Vater, der die Handschrift seiner toten Tochter nachahmt, um der lebenden mit der Wahrheit nicht das Herz zu brechen. Angies Vater verkörpert für mich die Menschlichkeit der Leute, deren Leben von Tuberkulose auf den Kopf gestellt wird – eine Menschlichkeit, die Stigmatisierung und Romantisierung allzu oft verhindern oder verschwinden lassen. Angies Vater war einfach ein Mann, der das Richtige für seine Kinder tun wollte – und als er nur noch eins hatte, das Richtige für sein Kind.

Gale Perkins Erinnerungen verraten viel von den psychologischen Aspekten des Lebens mit Tuberkulose. Den Patienten wurde eingeredet, eine positive Einstellung und körperliche Hygiene könnten sie retten. Aber dadurch wird die Krankheit, wie so oft, zum moralischen Dilemma: Wenn du keine hohen Absätze trägst, wenn du kein unnatürliches Großstadtleben führst, wenn du nicht trinkst und wenn du als Vierjährige im Dunkeln nicht vor Heimweh weinst, dann kannst du wieder gesund werden. Aber Patienten wie Gale *wussten,* dass es eine Lüge war. Sie wussten es, weil sie ihre Freunde sterben sahen. Und dieser Widerspruch machte es natürlich noch schwerer, eine positive Einstellung zu haben, die vermeintliche Bedingung für eine erfolgreiche Tb-Behandlung damals und übrigens auch vieler Krankheiten heute, die man manchmal überleben kann, oft aber auch nicht, wie Krebs.

In Gales Erinnerungen wird noch ein anderer Aspekt der Sanatorien sichtbar: Kontrolle. Die Patienten – von lateinisch *patiens*, »geduldig« – wurden umhegt, aber vor allem wurden sie kontrolliert und in ihren Bewegungen, ihren Entscheidungen und dem Zugang zu Informationen eingeschränkt. In US-amerikanischen Gesundheitsämtern ist bis heute von »Tb-control« die Rede, während man bei Krankheiten wie Krebs eher von »care« (Pflege) spricht. »Kontrolle über Pflege«, wie der Mitgründer von Partners in Health Paul Farmer zusammengefasst hat, ist eine Dynamik, die wir bei vielen ansteckenden Krankheiten sehen.[23]

Als Jugendliche durfte Gale endlich mehr Zeit zu Hause verbringen, aber die Krankheit und ihre Ängste verfolgten sie weiter, selbst als sie Ende der 1940er-Jahre Streptomycin erhielt, das erste synthetisierte Medikament zur Behandlung von Tuberkulose. Ein Betroffener, der auch als Kind im Sanatorium war, schrieb: »Tuberkulose war ein solches Schandmal, dass die, die sie hatten, versuchten, die Krankheit zu verbergen, um Vorurteilen und Anfeindungen zu entgehen.« Von vielen wurde verlangt, dass sie Freunden und Verwandten sagten, sie seien nicht wegen Tuberkulose, sondern wegen Polio im Krankenhaus gewesen. Obwohl Polio auch eine Infektionskrankheit war, war sie weniger stigmatisiert als Tuberkulose.

Gale überlebte. Sie heiratete, bekam drei Kinder und wurde Leiterin der Ergotherapie in einem kleinen Krankenhaus. Und sie schaffte es, eine Leidenschaft zu verwirklichen, die sie im Lakeside Sanatorium entdeckt hatte, als sie versuchte, andere Kinder mit ihren Grimassen aufzuheitern: Sie wurde Clown.

Wenn ich Gales Erinnerungen lese, muss ich an Henry denken, der auch so viele einsame Nächte ertragen musste, der auch enge Freunde sterben sah, der auch Grimassen schnitt, um seine Mitpatienten aufzuheitern, und dessen Bewegungen und Entscheidungen auch von einem Gesundheitssystem kontrolliert wurden, das kein Vertrauen zu den Patienten hatte.

Viele wurden in Sanatorien tatsächlich gesund – Schonung und ausgewogene Vollwertkost sind gesünder als Mangelernährung und Stress –, aber die Genesungsraten in den Sanatorien scheinen nicht viel höher gewesen zu sein als die der Tb-Kranken, die zu Hause blieben. Fest steht, dass die Trennung von Millionen Kranken von der Restbevölkerung eine stärkere Ausbreitung der Tuberkulose verhinderte, und mit der Verbesserung von Ernährung, Hygiene und Wohnverhältnissen gingen die Tb-Raten in der ersten Hälfte des 20. Jahrhunderts weltweit zurück. In den USA und anderen reichen Ländern war der Rückgang steil – von 1882 bis 1930, als mein Großonkel Stokes an Tb starb, nahm die Tb-Sterblichkeit in den USA um etwa 80 Prozent ab.

Aber diese Verbesserungen waren nicht gerecht verteilt – unter Afroamerikanern, Amerikanern chinesischer Abstammung und Indigenen hatte sich kaum etwas geändert. Und für alle galt, dass Tuberkulose immer noch eine unheilbare Krankheit war.

KAPITEL 12
DAS HEILMITTEL

In den Jahrzehnten nach der Entdeckung des Tuberkulosebazillus wurden in der Medizin weitere kleinere Fortschritte gemacht. Bessere Diagnosemöglichkeiten bedeuteten, dass die Krankheit früher erkannt und behandelt werden konnte, besonders seit Wilhelm Conrad Röntgen 1895 die nach ihm benannten unsichtbaren Strahlen entdeckte, mit denen sich von außen das Innere des Brustkorbs ablichten ließ.

Auf Röntgenbildern konnte man die Krankheit erkennen, bevor sie sich bemerkbar machte. Anfang der 1930er-Jahre gab es verschiedene Möglichkeiten, einen »Blick« in den lebendigen Körper zu werfen – mit dem Stethoskop konnten wir Herz und Lunge abhören; chirurgische Eingriffe waren zwar immer noch gefährlich, aber dank der Desinfektion seltener tödlich. Aber die Röntgentechnik war eine neue Kategorie, denn mit ihr konnte man buchstäblich in den Körper blicken, ohne ihn aufzuschneiden. Sie machte den blickdichten Vorhang der Haut transparent.

Ein Pionier der Röntgenuntersuchung zur Tuberkulosediagnose war der kalifornische Arzt Alan Hart. Er war verheiratet und praktizierte in San Francisco, bis er 1918 von einem ehemaligen Kollegen als Transmann geoutet wurde. Mit Schlagzeilen wie »Falscher Arzt im Krankenhaus entpuppt sich als Mädchen« (er war natürlich ein echter Arzt) wurde Alan Hart aus der Stadt gejagt und zog im Lauf seines Lebens auf der Flucht vor Transphobie durchs ganze Land. Nebenbei verfasste er Romane und schrieb über eine seiner Figuren: »Als es darum ging, dem Klatsch und Tratsch zu entkommen, stellte er fest, dass es einfach nicht ging.« Das war auch Harts Erfahrung, der auf der Suche nach einem sicheren Ort zum Leben binnen neun Jahren sieben Mal umzog. Trotzdem machte er seinen Facharzt in Radiologie und half zu zeigen, dass auf Röntgenbildern bereits Anzeichen von Tuberkulose zu erkennen waren, bevor die Krankheit symptomatisch wurde. Dadurch konnten die Patienten früher mit der Behandlung beginnen, die vor allem aus Schonung und vollwertiger Ernährung bestand, was zu größeren Behandlungserfolgen führte. Röntgenaufnahmen der Brust sind bis heute ein wichtiges Diagnoseinstrument. Inzwischen gibt es sogar tragbare Röntgengeräte, die im Rucksack transportiert werden können, um Orte in schwer zugänglichen Gebieten zu erreichen. Alan Hart, der das Röntgen des Brustkorbs populär gemacht hat, rettet also bis heute Leben.[24]

Doch selbst mit besserer Diagnostik gab es noch kein wirksames Heilmittel. Ein Versuch bestand darin, künstlich einen Lungenkollaps herbeizuführen, um die Lunge »ruhigzustellen«, was nur begrenzten Nutzen zeigte.[25] Die besten Behandlungsstrategien waren immer noch Schonung, Kuraufenthalte und ausgewogene Ernährung, wie schon seit Tausenden von Jahren.

Bei der Prävention machten wir schnellere Fortschritte. Die früher häufige Übertragung von Kühen auf Menschen über die Milch wurde mit der Einführung von Tuberkulintests in Kuhherden und der Pasteurisierung der Milch stark eingedämmt. Und wichtiger noch, dank der Kühe konnte endlich auch ein Impfstoff entwickelt werden. Die französischen Forscher Albert Calmette und Camille Guérin stellten die Theorie auf, dass analog zur Pockenimpfung, bei der das Kuhpockenvirus den Menschen gegen die Pocken immunisierte, ein abgeschwächtes Rindertuberkulosebakterium den Menschen gegen Tuberkulose immunisierte. Die Forscher züchteten einen Stamm der Rindertuberkulose, der weit weniger virulent als die Ausgangsbakterien war, und kultivierten ihn in einem Nährmedium aus Kartoffeln und Rindergalle. Dieser Stamm – *Bacillus Calmette-Guérin* – war die Basis für die BCG-Impfung, die 1921 entwickelt wurde.[26]

Über 100 Jahre später ist BCG immer noch der einzige Impfstoff gegen Tuberkulose, auch wenn wir Ende 2024 vielversprechende Kandidaten in der Pipeline haben. Wie effizient die BCG-Impfung eigentlich ist, wird bis heute heiß diskutiert, aber man ist sich einig, dass:

1. die BCG-Impfung Kinder, insbesondere unter fünf Jahren, wirksam vor schweren Formen der Tuberkulose schützt.
2. die BCG-Impfung Jugendliche und Erwachsene kaum gegen Infektionen, schwere Erkrankungen und Todesfälle schützt, vielleicht sogar gar nicht. Selbst Mehrfachimpfungen scheinen nicht besser zu wirken.
3. Aus Gründen, die wir nicht ganz verstehen, nimmt die Wirksamkeit offenbar ab, je näher wir dem Äquator rücken.

Heute ist es in Ländern mit hohen Tuberkuloseraten üblich, die BCG-Impfung bereits im Säuglingsalter zu erhalten – in Sierra Leone zum Beispiel sind die meisten Kinder geimpft –, und weil damit viele Kindstode verhindert werden, spielt die BCG-Impfung eine wichtige Rolle bei der Vorbeugung. Aber die Impfung kann und wird die Tuberkulose niemals allein besiegen.

In einer Geschichte der Lungentuberkulose aus dem Jahr 1941 heißt es: »Das Eldorado der Heilung ist wohl noch in weiter Ferne.« In Wirklichkeit stand die Entdeckung des Heilmittels kurz bevor – wir können eben nie in die Zukunft sehen.

Meistens lösen wir Probleme, indem wir unsere ganze Aufmerksamkeit darauf richten, und 1941 richteten wir sehr viel Aufmerksamkeit auf die Tuberkuloseforschung. Unter den Infektionskrankheiten war Tuberkulose weltweit immer noch die häufigste Ursache für Tod und Siechtum, und rund um den Globus waren Millionen von Menschen in Sanatorien untergebracht. In den USA und Nordeuropa war die Krankheit noch bis in die 1940er-Jahre verbreitet – zu bekannten Tb-Kranken gehören der Beatle Ringo Starr (der als Teenager in einem Tb-Sanatorium war und überlebte), der Schriftsteller George Orwell (der 1950 an Tb starb, als gerade die ersten wirksamen Medikamente auf den Markt kamen), der Schriftsteller Thomas Wolfe (der 1938 an Gehirntuberkulose starb) und die Schauspielerin Vivian Leigh (die über 25 Jahre mit der Krankheit lebte).

Bis 1941 wurde nur ein Viertel der Tuberkulosepatienten wieder gesund. Bei diesen Glücklichen schaffte es das Immunsystem irgendwann, ein Gleichgewicht zwischen dem Körper und der Krankheit herzustellen, die Bakterien in Tuberkeln einzumauern und den Patienten weiterleben zu lassen. Ein kleiner Prozentsatz lebte mit der Krankheit weiter – sie wurden nie ganz gesund, aber starben auch nicht, sondern verharrten in einer Art Zwischenwelt, bis sie irgendwann an etwas anderem starben, häufig ausgelaugt nach dem jahrzehntelangen Kampf mit einer chronischen Krankheit. Doch mehr als die Hälfte der Tb-Infizierten, bei denen die Krankheit ausbrach, starb an der Tb, egal, wie viel frische Luft sie atmeten und wie wenig sie sich dabei bewegten.

Und dann, von heute auf morgen, ließ sich Tuberkulose plötzlich bekämpfen und kurz darauf heilen. Auf den ersten Blick mag es wie ein Zufall erscheinen, dass nach all der Zeit in den 1940er- und 1950er-Jahren gleich mehrere wirksame Tuberkulosemedikamente entstanden. Aber all diese Medikamente waren das Ergebnis jahrzehntelanger Forschung an Bakterien und den Möglichkeiten, sie abzutöten. Ende des 19. Jahrhunderts bis Anfang des 20. Jahrhunderts kamen Wissenschaftler der antimikrobiellen Wirkung von Schimmelpilzen und anderen Verbindungen auf die Spur. In Schweden hatte der Arzt Jørgen Lehmann in einem Aufsatz gelesen, dass *M. tuberculosis* mehr Sauerstoff verbrauchte, wenn man dem Patienten Aspirin gab; Lehmann stellte die Hypothese auf, dass es auch Säureverbindungen geben müsse, die den Stoffwechsel des Bakteriums verlangsamten. Damit hatte er recht, und es zeigte sich, dass die Verbindung Paraaminosalicylsäure (PAS) das Wachstum der Bakterien am wirksamsten hemmte.

In der Zwischenzeit isolierte eine Gruppe von Doktorandinnen und Doktoranden an der Rutgers University, darunter Albert Schatz und Elizabeth Bugie, ein Antibiotikum namens Streptomycin und veröffentlichte Anfang 1944 ihre Ergebnisse. Ein Jahr später erhielten amerikanische Soldaten mit schweren Infektionen das Medikament. Der erste Patient starb. Der zweite überlebte, erblindete jedoch (eine seltene Nebenwirkung des Medikaments). Der dritte Patient, ein lebensgefährlich erkrankter junger Armeeoffizier namens Bob Dole, überlebte und wurde später US-Senator, Präsidentschaftskandidat und eine bekannte Werbestimme für Viagra.

In Massachusetts erhielt die 16-jährige Gale Perkins Ende der 1940er-Jahre Streptomycin und konnte endlich das Sanatorium, in dem sie gelebt hatte, seit sie drei war, verlassen. Überall, wo die Medikamente auftauchten, sanken die Zahlen der Tb-Tode dramatisch – in Großbritannien fiel die Tb-Sterberate nach der Einführung von Streptomycin innerhalb eines Jahrzehnts um 90 Prozent.

Man fand heraus, dass das bereits existierende Medikament Isoniazid die Wirkung von Streptomycin gegen Tb noch verstärkte. 1952 wurde festgestellt, dass auch Pyrazinamid Tuberkulosebakterien abtötete.

Bald testeten Forscherteams Kombinationen von Präparaten zur Heilung von Tb, und Mitte der 1950er wurde eine Kombinationstherapie, zu der alle drei Medikamente gehörten, zugelassen. Damit war Tuberkulose für die meisten Erkrankten heilbar. Man kann kaum übertreiben, was für ein Paukenschlag diese Medikamente in der Geschichte der Tuberkulose waren: Sowohl Isoniazid als auch Pyrazinamid gehören bis heute zur medikamentösen Erstlinientherapie RIPE.

Schon Ende der 1950er-Jahre war die Krankheit weitgehend heilbar. Die Sanatorien in den USA und Europa, die bis vor ein paar Jahren aus allen Nähten platzten, leerten sich schlagartig. Die Entdeckung von zwei weiteren Antibiotika – Ethambutol 1961 und Rifampicin 1966 – führte zur Einführung des RIPE-Protokolls, und bald wurde verkündet, die Tuberkulose sei so gut wie ausgerottet. Louis Pasteurs Ermutigung, dass »die Wissenschaft solchen Feinden gegenüber nicht immer machtlos bleiben wird«, schien sich bewahrheitet zu haben, und es war nur noch eine Frage der Zeit, bis die Tuberkulose von der Liste der globalen Gesundheitsgefahren verschwand.

Aber, wie die Ärztin und Forscherin Annik Rouillon 1991 schreibt: »In der langen Geschichte der Tuberkulose folgt Verzweiflung auf Hoffnung, und Triumphe und Tragödien lösen einander ab.« Wieder sehen wir den Preis menschlicher Vorurteile, den meistens die Ärmsten zahlen. Obwohl Tuberkulose inzwischen heilbar war, erreichten die Medikamente oft die Orte nicht, wo sie am dringendsten benötigt wurden. 1980 gehörte die RIPE-Kombinationstherapie in den USA und Westeuropa seit Jahrzehnten zum Standard. Dank groß angelegter Diagnostik, Prävention und Therapieprogramme waren die Tuberkuloseraten in den reichen Ländern so stark gefallen, dass es schien, als wäre Tuberkulose das, was sie sein sollte: Geschichte.

Aber in Dutzenden von Ländern waren die Medikamente entweder nicht verfügbar oder erreichten die Patienten nur sporadisch. Von Indien über Bolivien und Kambodscha bis nach Äthiopien hatten Länder mit mittlerem und niedrigem Einkommen weiterhin Tuberkulose-Sterblichkeitsraten, die höher waren als die in den USA vor Einsatz der Antibiotika. Im Jahr 1990 starben in Äthiopien prozentual so viele Menschen an Tuberkulose wie in den USA im Jahr 1882, dem Jahr, als Robert Koch den Giftzwerg *M. tuberculosis* identifizierte. In diesen Ländern war es, als wäre nie ein Heilmittel entwickelt worden – denn die Krankheit war da, wo die Medikamente nicht waren, und die Medikamente waren da, wo die Krankheit nicht war.

Dieses Versagen hatte vor allem damit zu tun, dass in den reichen westlichen Ländern der Blick auf die Tuberkulose durch Rassismus und Kolonialismus verzerrt war. Viel zu oft wurde behauptet oder stillschweigend angenommen, dass die Umsetzung der Standardtherapie in armen Teilen der Welt schwierig oder nicht empfehlenswert sei, weil – in den Worten von Medizinprofessor S. Lyle Cummins zu Beginn des Antibiotikazeitalters – der »afrikanische Ureinwohner« zu »kindlich in seiner Mentalität und Einstellung« sei, um die Medikamente vorschriftsmäßig abgeben oder einnehmen zu können.

KAPITEL 13
WO DIE MEDIKAMENTE NICHT SIND

In der Welt der Tuberkulose gibt es viele Buchstabenkombinationen. Die internationale Wissenschaft kürzt gerne ab, um Ausdrücke für Insider möglichst verständlich und für Outsider möglichst unverständlich zu machen. Von BPaLM zu PMDT, von GDF zu ERP, die Chance ist groß, dass jede beliebige Buchstabenreihe im Zusammenhang mit Tuberkulose eine Bedeutung hat. Aber keine Abkürzung hatte so viel Einfluss auf die weltweiten Tb-Programme wie DOTS – Directly Observed Therapy (Short-Course), zu Deutsch direkte Beobachtung der Medikamenteneinnahme (Kurzzyklus) –, eine Methode der Abgabe von Tuberkulosemedikamenten in Entwicklungsländern, die in den 1970er-Jahren entwickelt wurde. Kernelemente der DOTS-Methode sind die Medikamentenabgabe unter direkter Aufsicht und eine engmaschige Überwachung des Krankheitsverlaufs.

Knapp 50 Jahre nach Thomas Manns Tuberkuloseklassiker *Der Zauberberg* war Tuberkulose – und die darauf spezialisierten Sanatorien – in Europa kaum mehr als eine blasse Erinnerung. In der Schweiz zum Beispiel, wo *Der Zauberberg* spielt, starben 1970 weniger als zehn von 100 000 Menschen an Tb.

Doch in vielen jungen Staaten, die aus ehemaligen Kolonien hervorgingen – von Vietnam über Sierra Leone bis Belize –, blieben die Tuberkuloseraten sehr hoch, teilweise weil Armut und Mangelernährung den Ausbruch von Tb begünstigten, aber auch, weil das Heilmittel, das in Europa, den USA und anderen wohlhabenden Ländern längst selbstverständlich war, armen Menschen mit Tb in armen Ländern fast nie zur Verfügung stand.

Die US-amerikanische Global-Health-Expertin Joia Mukherjee erklärt in ihrem Buch *An Introduction to Global Health Delivery*, wie in den Jahren, nachdem die ehemaligen Kolonien unabhängig wurden, die kurz zuvor gegründete Weltbank armen Ländern Kredite anbot und die Interessen der Weltbank starken Einfluss auf die Gestaltung der Gesundheitssysteme dieser jungen Länder hatte. Die Regeln der Weltbank, wie die Regierungen ihren Haushalt festzulegen hatten, führten dazu, dass Gesundheits- und Bildungssysteme tragisch unterfinanziert blieben. »In vielen afrikanischen und asiatischen Ländern«, schreibt Mukherjee, »betrugen die jährlichen Gesundheitsausgaben Ende der 1980er-Jahre weniger als fünf Dollar pro Kopf.«

Bevor die DOTS-Strategie eingeführt wurde, waren die Bemühungen, in armen Ländern die Tuberkuloseversorgung zu verbessern, willkürlich und unkoordiniert. Häufig waren Medikamente vergriffen, was bei Tuberkulose besonders schädlich ist, da Unterbrechungen der Einnahme zu Arzneimittelresistenzen führen können, die später weitaus schwerer zu heilen sind. Doch in den 1970er-Jahren wandte der niederländische Mediziner Karel Styblo, der selbst Tuberkulose überlebt hatte, in Tansania erstmals eine Strategie an, die Tuberkulosekranken eine systematische Behandlung bieten sollte. Die Richtlinien waren:

1. Die Tb-Diagnose erfolgt über Abstrichmikroskopie (mikroskopische Untersuchung eines Speichelabstrichs), prinzipiell die gleiche Methode, mit der Robert Koch 1882 das *M. tuberculosis* entdeckte. Bei der Abstrichmikroskopie werden rund 50 Prozent der Fälle übersehen, insbesondere bei Kindern (auch Henrys erster Tb-Test war abstrichnegativ), aber sie ist sehr viel günstiger als die präzisere Röntgenuntersuchung. Für Styblos Mikroskopdiagnose spricht, dass zunächst die ansteckendsten und schwerstkranken Patienten versorgt werden (bei denen die Wahrscheinlichkeit höher ist, dass der Mikroskoptest positiv ausfällt).
2. Die medikamentöse Therapie wird standardisiert. Jeder Patient erhält als Standardtherapie über einen Zeitraum von sechs bis neun Monaten die RIPE-Kombination (oder ein sehr ähnliches Schema).
3. Patienten werden bei der täglichen Medikamenteneinnahme »direkt observiert«, um sicherzustellen, dass die therapeutischen Maßnahmen eingehalten werden. Das bedeutet allerdings, dass die Patienten über Monate täglich in die Klinik kommen müssen, um dort unter Aufsicht ihre Medikamente einzunehmen.
4. Eine standardisierte Dokumentation führt zu besseren Statistiken der Heilungsraten, und kontinuierlicher Medikamentennachschub gewährleistet die Versorgung.

Diese Strategie, die später zu DOTS abgekürzt wurde, nahm also gleich mehrere Schwachstellen der mangelhaften Gesundheitssysteme ins Visier. Die Diagnostik und die Therapie wurden standardisiert und kosteneffizienter gestaltet und die Compliance – die Einhaltung der Regeln durch die Patienten – systematisch überwacht, um die vollständige Behandlung einer möglichst großen Gruppe zu gewährleisten und damit Arzneimittelresistenzen entgegenzuwirken.

Es heißt oft, einer der größten Treiber von Arzneimittelresistenzen sei die Tatsache, dass »viele Patienten die Behandlung abbrechen«. Die Missachtung der Regeln ist tatsächlich ein großes Problem, das bei Tb häufig zu Resistenzen führt. (Henrys Resistenz als Kind ging wahrscheinlich darauf zurück, dass sein Vater wollte, dass er die Behandlung abbrach.) Patienten können aus verschiedenen Gründen Schwierigkeiten haben, langwierige Antibiotikabehandlungen vollständig abzuschließen, und jede Unterbrechung bietet den Krankheitserregern die Chance, Resistenzen gegen die Medikamente zu entwickeln. Wie mir der äthiopische Arzt Girum B. Tefera erklärte: »Da sind so viele Faktoren. Zum einen haben viele gar nicht die Möglichkeit, eine Diagnose oder Behandlung zu erhalten. Über viele Kilometer anzureisen, um eine Diagnose zu bekommen und behandelt zu werden, ist teuer. Sie brauchen einen Schlafplatz. Sie brauchen Geld für ein Motorradtaxi. Das hindert Patienten daran, zum Arzt zu gehen. Auch ein Faktor ist die Materialknappheit bei der Tuberkulosebehandlung, und dazu gehören auch Lieferengpässe bei Medikamenten, die Patienten an der Einhaltung der Behandlung hindern.«

Dieses Problem besteht natürlich nicht nur bei Tuberkulose. Auch kürzere Antibiotikabehandlungen werden oft nicht abgeschlossen. In den USA wird ein Viertel aller ärztlich verschriebenen Antibiotikazyklen abgebrochen. Ich habe mit Tuberkulosepatienten gesprochen, die die Behandlung aus den verschiedensten Gründen aussetzen mussten. Eine junge Frau hat mir erzählt, dass sie 19 war, als sie die Tb-Diagnose bekam. Sie brach die Behandlung ab, als ihr Freund in eine andere Stadt zog und sie ihm folgte. Eine andere Patientin hörte mit den Tabletten auf, weil ihr auf leeren Magen furchtbar schlecht davon wurde, aber sie konnte sich nichts zu essen leisten. Ihr Arzt riet ihr, die Medikamente mit Zuckerwasser einzunehmen, aber sie bekam trotzdem solche Bauchschmerzen, dass sie es einfach nicht mehr schaffte. Andere Tb-Kranke hatten Suchterkrankungen, die es ihnen schwer machten, jeden Tag in die Klinik zu kommen, oder sie konnten sich die Anreise nicht leisten, oder es ging ihnen inzwischen besser, und sie ertrugen die Nebenwirkungen nicht mehr.

Einmal besuchte ich einen jungen Mann in Lakka, dem es schwerfiel, seine Medikamente regelmäßig zu nehmen. Er war Anfang 20, trug ein schmutziges T-Shirt, Jeansshorts und Sandalen. Er litt an schweren Depressionen – seine Stimme war kaum mehr als ein Flüstern, und seit der Tb-Diagnose hatten ihn viele Freunde und seine Lebensgefährtin verlassen. Er erzählte mir, er habe das Gefühl, er könnte nie wieder in sein altes Leben zurückkehren; er war, wie der Dolmetscher übersetzte, »eine Schande«.

Die schmutzige Maske hing schlaff unter seiner Nase. Seine riesigen Augen waren tief in die Höhlen gesunken. Soweit es ging, beantwortete er meine Fragen mit nur einem Wort. Siehst du deine Freunde noch? *Nein.* Ich nehme an, das ist schmerzhaft. *Ja.* Um von der Tb geheilt zu werden, musste dieser Mann seine Medikamente monatelang täglich einnehmen – Medikamente, von denen ihm schlecht wurde, von denen sich viele Menschen übergeben mussten, von denen manche blind wurden oder Gelbsucht bekamen. Selbst wenn es dir besser geht, musst du die Medikamente noch monatelang nehmen, und das unter Aufsicht, wie im Gefängnis.

Natürlich ist die mangelnde Einhaltung der Behandlung nicht nur im Zusammenhang mit Tuberkulose ein Problem. Ich hatte oft selbst Schwierigkeiten, täglich die Medikamente zu nehmen, die mich am Leben erhalten. Ich muss täglich zwei Tabletten gegen OCD und Depressionen schlucken, und ich habe in den letzten zehn Jahren mehrmals damit aufgehört, obwohl ich auf intellektueller Ebene weiß, dass ich damit mein Leben aufs Spiel setze. Als ich mit jenem jungen Mann sprach, nahm ich meine Tabletten aus dem Rucksack und sagte, dass ich selbst nicht verstehe, warum es mir so schwerfällt, sie zu nehmen. Dabei habe ich es so einfach. Ich muss mich an keine DOTS-Strategie halten. Ich muss nicht jeden Tag zu Fuß ins Krankenhaus gehen oder mich ganz einweisen lassen. Ich hole mir meine Medikamente einmal im Monat in der Apotheke an der Ecke. Und trotzdem, sagte ich zu dem jungen Mann, fällt es mir schwer, meine Medikamente zu nehmen. *Warum?*

Die Frage lockte ihn aus der Reserve. Er sagte, vielleicht machten mir die Nebenwirkungen etwas aus. Es stimmt, dass mir die Nebenwirkungen nicht gefallen. Ich sagte ihm, ich glaube, dass auch das Stigma damit zu tun hat – das Gefühl, von den Tabletten abhängig zu sein, nicht allein zu funktionieren, wie es sich eigentlich gehört. Er riet mir, an meine Familie und meine Zukunft zu denken, wenn ich die Tabletten nehme. Und ich riet ihm dasselbe. Für manche Menschen, mich eingeschlossen, ist es schwer, Medikamente zu nehmen. Ich weiß selbst nicht ganz warum. Aber ich kann anderen keine Vorwürfe machen, dass sie ihren Behandlungsplan nicht einhalten, wenn ich daran denke, wie oft ich bei meinen Tabletten nachlässig gewesen bin.

In seinem wichtigen Aufsatz »Social scientists and the New Tuberculosis« skizziert der Medizinanthropologe Paul Farmer die Geschichte des 19-jährigen Robert aus Haiti, der Ende der 1980er-Jahre an Tb erkrankte. Nach der Diagnose begann Robert mit der Behandlung, aber in seinem Krankenhaus gab es nur zwei der vier DOTS-Medikamente, die er hätte bekommen sollen. (Das war – ist zum Teil bis heute – das Problem bei der DOTS-Strategie: Die Bedingung, immer alle relevanten Medikamente auf Lager zu haben, ist in armen Ländern wie Haiti nicht leicht zu erfüllen.) Außerdem bekam Robert immer nur eine Tagesration, was bedeutete, dass er täglich zwei Stunden mit dem Bus zum Krankenhaus fahren musste und deswegen seinen Job verlor.

Nach mehreren Monaten begann Robert, täglich zu Fuß zu einem besseren Krankenhaus zu gehen, wo immerhin drei der vier Medikamente zur Verfügung standen. Die Medikamente waren teuer – Roberts Familie musste ihr halbes Land verkaufen, um die Kosten der Behandlung zu tragen. Aber die Wirkung der Medikamente war nicht stark genug, sodass Robert vier Jahre nach den ersten Symptomen stationär in eine Klinik in der Hauptstadt Port-au-Prince eingewiesen wurde. Hier bekam er sechs Monate lang die vier Medikamente der Standardtherapie, aber seine Tb-Bakterien waren inzwischen mutiert und gegen die ersten Antibiotika resistent geworden. Eine Zweitlinientherapie hätte ihn wahrscheinlich heilen können, aber die stand in dem Krankenhaus nicht zur Verfügung. Robert wandte sich schließlich an ein besser ausgestattetes Krankenhaus im Zentrum von Haiti, aber inzwischen war er zu krank. Er hatte alles richtig gemacht – er hatte lange Wege und hohe Kosten auf sich genommen, hatte sich jeweils nach der am besten geeigneten Einrichtung umgesehen – und doch starb Robert im Dezember 1995 unter starken Schmerzen mit 28 Jahren.

Wie der Historiker Christian McMillen schreibt: »Die Begriffe ›Compliance‹, ›Behandlungstreue‹ etc. sind viel zu eng gefasst. Was hat die Unfähigkeit eines staatlichen Tb-Programms, für die Behandlung von Patienten zu sorgen, mit der Einhaltung durch den Patienten zu tun? Wenn ein Programm einen Großteil seiner Patienten verliert, liegt die Schuld nicht eher bei der schlechten Durchführung des Programms als bei den Patienten? Was kann der Patient dafür, wenn er sich das Essen nicht leisten kann, um den Hunger zu stillen, den die Medikamente auslösen?«

Und davon abgesehen: Ist der Patient schuld, wenn er durch Depressionen und Isolation zu stark beeinträchtigt ist, um die Behandlung abzuschließen? Ist es seine Schuld, wenn er die Medikamente gegen Lebensmittel eintauscht, weil seine Kinder hungern? Ist es die Schuld des Patienten, wenn Lebensbedingungen oder Begleiterkrankungen oder Drogenabhängigkeit oder unzumutbare Nebenwirkungen oder das gesellschaftliche Stigma dazu führen, dass er die Behandlung nicht abschließt?

Warum machen wir aus offensichtlich systemischen Problemen persönliche Schwächen? Viele Patienten beschreiben die Erfahrung, ihre Medikamente zu erhalten, als demütigend – manchmal bekommen sie bei der Ausgabe zu hören, dass sie hier seien, weil sie unrein, arm oder sonst wie minderwertig wären.[27] In der Regel handelt es sich nicht um einen Ort, an dem sich die Patienten wohlfühlen und gerne zurückkommen – und doch geben wir immer ihnen die Schuld, wenn die Therapie nicht eingehalten wird, statt den Strukturen, die es so schwer machen.

Der Begriff »Compliance« für die Einhaltung der Behandlungsmaßnahmen steht für das, womit wir es hier eigentlich zu tun haben, nämlich mit einem hierarchischen System der medizinischen Ressourcenverteilung, das im 21. Jahrhundert die gleiche Art von Kontrolle über Tuberkulosepatienten ausübt wie die Sanatorien im 20. Jahrhundert.

Ich sage ganz klar, dass die DOTS-Strategie viele, viele Menschenleben gerettet hat – über sechs Millionen seit 1995, laut Schätzungen der UNO. DOTS ist eine günstige und effektive Strategie – solange man zu der glücklichen Mehrheit gehört, deren Infektion durch Abstrichmikroskopie nachweisbar ist, die keine Resistenzen hat und die in der Lage ist, die Behandlung abzuschließen. Es ist auf jeden Fall eine Verbesserung, denn vor DOTS gab es überhaupt keine groß angelegte globale Strategie, um Tb in armen Ländern zu bekämpfen.

Aber randomisierte kontrollierte Studien haben ergeben, dass die Therapie unter direkter Beobachtung nicht effektiver ist, als wenn man den Patienten die Tabletten im Zwei-Wochen- oder Monatsrhythmus mit nach Hause gibt, solange die Patienten durchgehend angemessen unterstützt werden. Außerdem hat DOTS die wachsende Krise der Medikamentenresistenz nicht aufgehalten, und wegen der ungenauen Abstrichmikroskopie bleiben viele Fälle unentdeckt. Trotzdem bleibt DOTS bis heute – 2025 – das Standardprogramm in vielen Teilen der Welt.

Für viele Menschen mit Tb ist der tägliche Weg zum Krankenhaus schwer oder unmöglich, besonders wenn es ihnen nicht gut geht, aber die Angst vor Resistenzen und das Misstrauen gegenüber Patienten sind so groß, dass man in der globalen Gesundheitspolitik an DOTS festhält. Als ich Tb-Expertin Jennifer Furin nach DOTS und dem Prinzip fragte, Menschen zu zwingen, täglich ihre Tabletten unter Aufsicht einzunehmen, antwortete sie: »Ich kenne keinen anderen Bereich der Medizin, in dem die gängigen Therapieverfahren so vom Misstrauen gegenüber den Patienten geprägt ist.«

Das DOTS-Programm hat also zwar viele Menschen geheilt, aber gleichzeitig das Muster von Misstrauen gegenüber Tb-Kranken und das Stigma der Tb weitergeschrieben. Außerdem sieht es nur eine Lösung vor. Die Tb-Forscherin Carole Mitnick erklärt: »Wie bei allen Einheitslösungen bleiben beim DOTS-Programm viele Menschen auf der Strecke.« Und einer dieser Menschen war Henry.

Henry ist ein interessanter Fall, weil er zunächst am DOTS-Programm teilnahm, als er mit fünf Jahren an Tb erkrankte. Damals gab es in Sierra Leone und den meisten armen Ländern keine anderen Tb-Behandlungen. Wahrscheinlich scheiterte Henrys Behandlung an der fehlenden »Patienten-Compliance«, weil sein Vater ihn vorzeitig aus dem Programm nahm. Aber wollen wir Henry als Menschen sehen, der wunderschöne Texte und Gedichte schreibt, der nicht nur seine Mitpatienten, sondern auch seinen Angehörigen und Pflegern Mut zuspricht? Wollen wir ihn als wertvolle Bereicherung im Geflecht der Menschheitsgeschichte sehen? Oder wollen wir in ihm den fünfjährigen Therapieabbrecher sehen?

Das Gesundheitswesen zu systematisieren und alle Menschen gleich zu behandeln hat viele Vorteile. Aber es hat eben auch seinen Preis.

KAPITEL 14
MARCO. POLO.

Über 90 Prozent derjenigen, die an Tuberkulose erkranken, sprechen auf die Standardtherapie an – ob mit DOTS oder einer anderen Strategie durchgeführt – und werden gewöhnlich geheilt.

Aber jedes Jahr erkrankt auch etwa eine halbe Million Menschen an arzneimittelresistenter Tuberkulose, bei der ein oder mehrere Medikamente der Standardtherapie nicht wirken. In diesen Fällen, die man DR-Tb (resistente Tb), MDR-Tb (mehrfach resistente Tb) oder XDR-Tb (extrem resistente Tb)[28] nennt, ist die Behandlung langwieriger, teurer und schwieriger, doch auch diese Formen sind in der Regel heilbar.

Schon kurz nach der Einführung der Therapie in den 1940er- und 1950er-Jahren tauchte die Angst vor einer neuen Bedrohung auf: dass die Medikamente vielleicht nur vorübergehend wirkten. Bereits 1947 hatte die Bakteriologin Mary Barber Varianten des Bakteriums *Staphylococcus aureus* nachgewiesen, die gegen Penicillin resistent geworden waren, und schrieb: »Die derzeit häufige und oft leichtsinnige Verschreibung von Penicillin, insbesondere als vorbeugende Maßnahme, stellt eine ernsthafte Bedrohung der zukünftigen Wirksamkeit von Penicillin dar.« (Tatsächlich waren zu diesem Zeitpunkt schon rund 40 Prozent der Staphylokokkeninfektionen resistent gegen Penicillin; heute sind es über 98 Prozent.)

Bei Tb-Bakterien dauert es wegen der dicken, wachsartigen Zellwand relativ lange, bis sie abgetötet sind, was bedeutet, dass die Bakterien mehr Zeit haben, um sich auf ihre Widersacher einzustellen und Resistenzen zu entwickeln. Dafür stellt ihre extrem langsame Replikationsrate einen Nachteil dar, da Resistenzen durch Mutationen entstehen.

Alle vier Antibiotika der Tb-Standardtherapie wurden zwischen 1946 und 1966 eingeführt, und über ein halbes Jahrhundert später wirken sie bei den meisten Tb-Infektionen immer noch. Multiresistente Tuberkulosebakterien haben uns also nicht gerade mit ihrer rasenden Geschwindigkeit überfordert. Die Replikationsrate von *Staphylococcus aureus* ist bis zu 90-mal höher, was den Staphylokokken jeden Tag Millionen von Chancen liefert, zu mutieren und Resistenzen zu entwickeln. *M. tuberculosis* hat also nur einen Bruchteil dieser Chancen, aber mit genügend Zeit gelingt es ihm auch.

Antibiotikaresistenzen sind ein komplexes, vielköpfiges Ungeheuer. Es sind unzählige Faktoren im Spiel, von der Überverschreibung in der ärztlichen Behandlung bis zum prophylaktischen Einsatz von Antibiotika in der Viehzucht. Aber wenn wir uns den Anstieg multiresistenter Tuberkulose ansehen, müssen wir einsehen, dass wir uns die Suppe selbst eingebrockt haben, weil wir unser Arsenal der Behandlungsmethoden nach den ersten Erfolgen nicht weiter ausgebaut haben. Denn das eigentliche Problem ist nicht, dass Tuberkulose so gut darin ist, Resistenzen gegen neue Tb-Medikamente zu entwickeln. Das eigentliche Problem ist, dass wir zwischen 1966 und 2012 keine neuen Tb-Medikamente entwickelt haben.

Dieses Versäumnis ist für mich eine der weniger nachvollziehbaren Entscheidungen in der Menschheitsgeschichte. Eine Spezies, die sonst nie genug von irgendetwas bekommt, beschließt aus irgendeinem Grund, dass fünf oder sechs Tuberkulosemedikamente für die ganze Welt reichen.

Warum? Neue Medikamentenklassen gegen bakterielle Infektionen zu finden ist nicht leicht, aber wir wissen, dass es *möglich* ist. Erst nachdem sich in den letzten Jahrzehnten die wirtschaftlichen Anreize verschoben haben, gelang es plötzlich, neue wirksame Mittel zu finden, zum Beispiel Bedaquilin und Delamanid.

Doch das Gewinnmotiv ist begrenzt.[29] Die fehlenden Investitionen in neue Wirkstoffklassen sind die Hauptursache der zunehmenden Antibiotikaresistenz.[30] Es ist leicht, die Patienten, die medizinischen Fachkräfte oder die Pharmafirmen dafür verantwortlich zu machen, aber in Wirklichkeit ist es eine kollektive Entscheidung der Menschheit, nicht mehr von unseren gemeinsamen Ressourcen in die Erforschung neuer Therapien zu investieren. Zum Teil hat es mit unserem Wirtschaftssystem zu tun – die neuesten Antibiotika werden nicht in Massen verschrieben – das ist der Sinn der Sache –, was sie weniger lukrativ macht als Blutdruckmittel zum Beispiel, die Hunderte Millionen Menschen einnehmen. Und das ist auch der Grund, warum neue Antibiotika oft so teuer sind, wenn sie auf den Markt kommen.[31]

Aber es muss nicht unbedingt der Markt sein, der den Preis von Medikamenten bestimmt. Wir könnten zum Beispiel mehr öffentliche und philanthropische Gelder in die Erforschung und Entwicklung von Heilmitteln, Impfstoffen und Verteilungssystemen investieren. Wir könnten die globalen Gesundheitsressourcen besser verteilen, sie der Last des globalen Leidens anpassen – und Behandlungen belohnen, die Leben retten oder verbessern, statt Behandlungen, die sich nur Reiche leisten können. Solange der Markt den Unternehmen signalisiert, es sei lohnender, Präparate zur Wimpernverlängerung zu entwickeln als Präparate zur Behandlung von Malaria oder Tuberkulose, stimmt etwas mit der Anreizstruktur nicht. Aber wir sind nicht an diese Anreizstruktur gebunden. Das weiß ich, weil die beiden jüngsten Tuberkulosemittel Bedaquilin und Delamanid überwiegend mit öffentlichen Geldern finanziert wurden.

MDR-Tuberkulose wird mit verschiedenen Reserveantibiotika behandelt. Die wirksamsten und verträglichsten Therapien im Jahr 2025 bestehen aus fünf bis sieben Tabletten, die über einen Zeitraum von sechs bis neun Monaten täglich eingenommen werden, aber es gibt auch ein Therapieschema mit dem bedrohlichen Spitznamen »die Spritzmittel«. Diese Kombination besteht aus Tabletten und Injektionen hochtoxischer Medikamente.

Als ich Henry das erste Mal in Lakka begegnete, war er seit zwei Monaten im Krankenhaus und erhielt die Spritzmittel. Zu den Wirkstoffen gehörte unter anderem Kanamycin, das als ototoxisch bekannt ist und bei über 20 Prozent der Menschen, die es einnehmen, zu dauerhaftem Hörverlust bis zur völligen Taubheit führt. Eine weitere häufige Nebenwirkung ist Nierenversagen. Andere Wirkstoffe des Cocktails können schwere Leberschäden hervorrufen.

Henry hätte niemals Kanamycin erhalten dürfen. 2013 war Bedaquilin, das oral eingenommen wird, bereits in verschiedenen Ländern zugelassen (auch in den USA). Bedaquilin ist in Kombination mit älteren Medikamenten wie Linezolid und Pretomanid nicht nur sehr wirksam, es hat auch ein viel besseres Sicherheitsprofil als Kanamycin. Bei Behandlungen auf Bedaquilin-Basis besteht kein Risiko, das Gehör zu verlieren. (Inzwischen gibt es mindestens vier weitere Medikamentenkombinationen mit Bedaquilin, die sicherer sind und schneller wirken als die Spritzmittel; trotzdem bekommen immer noch Hunderttausende Patienten auf der Welt die Injektionstherapie verabreicht, und Zehntausende erleiden Hörverlust und/oder Nierenversagen.)

Warum bekam Henry kein Bedaquilin? Obwohl die Entwicklung von Bedaquilin fast ausschließlich mit öffentlichen Geldern finanziert wurde (ein großer Teil kam von der US-Regierung), hatte Johnson & Johnson das Patent, das Monopol und die absolute Kontrolle über den Preis des Medikaments. Für einen Verkaufspreis von 130 Dollar kann ein Zyklus Bedaquilin gewinnbringend hergestellt werden,[32] aber solange Johnson & Johnson das Monopol hatte, war der Preis so viel höher, dass Bedaquilin für das Gesundheitsministerium von Sierra Leone unerschwinglich war. Deswegen bekam Henry kein Bedaquilin, sondern die Spritzmittel.

Kurz nachdem ich ihn besucht hatte, wachte er morgens auf und hörte nur noch auf einem Ohr. Er erzählte den Ärzten und Schwestern nichts davon. Er wusste, dass sie sowieso nichts tun konnten, und er hatte Angst, dass sie die Behandlung abbrachen, was sein Todesurteil gewesen wäre.

Johnson & Johnson erklärte später: »Es ist eine Falschbehauptung, dass wir unsere Patente benutzen würden, um die Erhältlichkeit unseres MDR-Tb-Medikaments SIRTURO (Bedaquilin) einzuschränken.« Aber ich würde gern sehen, wie jemand von J&J Isatu ins Gesicht sagt, dass Johnson & Johnsons Preistreiberei nichts damit zu tun hat, wenn ein überwiegend von öffentlichen Geldern finanziertes Medikament für die schwächsten Mitglieder der Öffentlichkeit unbezahlbar ist. Viele Menschen sind gestorben, während sie auf Bedaquilin warteten. Eine davon war die indische Tb-Aktivistin Shreya Tripathi. Jennifer Furin, eine ihrer Ärztinnen, hat mir später erzählt, dass Shreyas Lieblingsbuch ein Roman war, den ich geschrieben hatte, *Das Schicksal ist ein mieser Verräter*. Furin schreibt: »Shreyas Schwester hatte ihr das Buch geschenkt, als

Shreya nicht mehr genug Luft bekam, um aufstehen zu können – nicht nur wegen des ansteckenden Tb-Pathogens, das sie krank machte, sondern auch wegen des fehlenden Willens der Gesellschaft, ihr zu helfen.«

Als sich Shreya mit ihrer XDR-Tb-Diagnose beschäftigte, las sie über Bedaquilin und wusste sofort, dass es das Medikament war, »das mein Körper braucht«. Ihre Ärzte waren der gleichen Meinung, aber das staatliche Tb-Programm in Indien lehnte den Antrag ihrer Ärzte auf eine Bedaquilin-Behandlung ab. Erstens gebe es nicht genug Studienergebnisse zu Bedaquilin in Bezug auf Shreyas Tuberkulosestamm (was nicht stimmte; als Shreya krank wurde, waren bereits Tausende Patienten mit XDR-Tb erfolgreich mit Bedaquilin behandelt worden), zweitens sei das Medikament unbezahlbar (was stimmte, aber nur weil J&J es so entschieden hatte), und drittens müsse man Bedaquilin »schützen«, damit es in Zukunft noch wirkte. Durch Überverschreibung, so die Theorie, werde Tb irgendwann auch gegen Bedaquilin resistent.[33]

Shreya zog gegen die indische Regierung vor Gericht, um auf Zugang zu Bedaquilin zu klagen. Sie wusste, dass der Prozess vielleicht nicht schnell genug vorankam, um ihr noch zu helfen, aber wie sie ihrem Vater sagte, wollte sie wenigstens, dass ihr Leiden einen Sinn hatte. Am Ende gewann Shreya vor dem Obersten Gerichtshof in Neu-Delhi und zwang die Regierung dazu, Bedaquilin zur Verfügung zu stellen, aber für sie kam der Sieg tatsächlich zu spät. Jennifer Furin, ihre Ärztin, schrieb später: »Als sie ihre erste Dosis erhielt, waren Shreyas Lungen völlig zerstört. Bedaquilin und die anderen Medikamente konnten den Tb-Erreger zwar abtöten, aber Shreyas Lunge konnten sie nicht wiederherstellen: Es waren nur noch Narben übrig.«

Shreya starb 2018, sechs Jahre nach ihrer Tb-Diagnose. Furin erzählte mir, dass Shreya in ihren letzten Tagen noch einmal *Das Schicksal ist ein mieser Verräter* las, weil sie sich mit der Atemnot der Erzählerin identifizierte, deren Krebs in der Lunge Metastasen gebildet hatte.

Während du einen Roman schreibst, bist du darin ganz allein. Ich hatte das Buch allein geschrieben – an Flughäfen, in Cafés und im Bett. Aber beim Schreiben habe ich immer die Hoffnung, dass ich eines Tages nicht mehr allein bin – nicht in dem Buch, nicht auf der Welt. Es ist ein bisschen wie bei dem Schwimmbadspiel Marco Polo, wenn jemand mit geschlossenen Augen durchs Becken schwimmt und versucht, die anderen zu fangen. »Marco«, ruft der Sucher mit den geschlossenen Augen, und die anderen antworten: »Polo.« »Marco, Marco, Marco«, ruft ein Kind, und die anderen antworten: »Polo. Polo. Polo.« So fühlt sich für mich das Schreiben an – als würde ich jahrelang »Marco, Marco, Marco« tippen, und irgendwann ist das Buch fertig, und jemand liest es und sagt: »Polo.«

Und jetzt ruft mir Shreya aus dem Jenseits »Polo« zu. Aber sie ruft auch »Marco«. Denn sie fordert mich auf, *ihre* Stimme zu hören und auf *ihren* Ruf zu antworten. Oft werde ich gefragt, wo meine Leidenschaft für Tuberkulose herkommt. Schließlich schreibe ich eigentlich Romane, keine Bücher über Medizingeschichte. Da, wo ich lebe, kommt Tb selten vor. Ich habe nichts damit zu tun. Und das stimmt auch. Aber ich höre die Stimmen von Shreya und von Henry und von so vielen anderen, die rufen: Marco. Marco. Marco.

KAPITEL 15
DR. GIRUM

Ein paar Monate nachdem ich Henry kennengelernt hatte, kam ein neuer Arzt nach Lakka. Girum Tefera wuchs in Äthiopien in einem Vorort von Addis Abeba auf. Sein Vater war Lehrer und lag Girum in den Ohren, dass Bildung der Schlüssel zu allem war. Girum war ein guter Schüler, obwohl er mehrmals die Schule wechseln musste, wenn sein Vater versetzt wurde. Als Kind wusste Girum nicht, ob er lieber Ingenieur oder Arzt werden wollte, bis er als Siebtklässler mitbekam, wie seine Mutter einen epileptischen Anfall hatte. »Als ich die Krämpfe meiner Mutter sah, deren Epilepsie nicht behandelt wurde, wurde mir klar: Wenn ich Arzt werde, kann ich wenigstens meiner Mutter helfen.«

Dr. Girum, wie seine Patienten ihn nennen, studierte im Norden Äthiopiens Medizin und spezialisierte sich auf Tuberkulose, weil ein Mentor ihn auf das tragische Ausmaß der weltweiten Epidemie aufmerksam machte. Als ich Dr. Girum kennenlernte, erklärte er mir: »Der Grund, warum ich Tuberkulosearzt bleiben will, sind die vielen hilflosen Menschen, die ich sehe. Die meisten, die mit der Diagnose zu mir kommen, stammen aus armen, marginalisierten Familien. Was mir Mut macht, ist, dass sie oft halb tot hier landen, aber wenn du die richtige Medikamentenkombination findest, ist es wie Magie. Nach ein paar Monaten siehst du einen Patienten, der nicht mehr laufen konnte, als er eingeliefert wurde, weil seine Knochen befallen waren, und er spaziert aus der Klinik. Die Tuberkulosemedikamente wirken wie Magie.« Nachdem er erst in Äthiopien gearbeitet hatte, wurde ihm eine Stelle im 7000 Kilometer entfernten Lakka in Sierra Leone angeboten. Dr. Girum machte den großen Schritt, weil er wusste, wie verheerend die Tb-Epidemie in Westafrika war, und er glaubte fest, dass er helfen konnte. Er hatte schon viele Erfolgsgeschichten erlebt. »Aber manchmal«, sagte er, »gibt es auch Rückschläge. Entmutigend ist, dass viele Patienten zu spät kommen. Dann kämpfst du für die richtige Therapie, aber die Lunge der Patienten ist nicht mehr zu retten.«

Dieses Problem ist eine riesige Herausforderung in armen Ländern. In den USA fuhren in den 1950er-Jahren Transporter mit mobilen Röntgengeräten durchs Land und boten kostenlose Röntgenuntersuchungen an, damit Tuberkulose früher erkannt und die Leute rechtzeitig behandelt wurden.

Diese »aktive Fallsuche« ist aus drei Gründen entscheidend im Kampf gegen die Tuberkulose:

1. Die Früherkennung unterbricht Infektionsketten und reduziert die Zahl zukünftiger Krankheitsfälle.
2. Je früher die Behandlung beginnt, desto größer sind die Heilungschancen.
3. Die Kontaktpersonen infizierter Personen können vorbeugend behandelt werden.

Wer mit jemandem in einem Haushalt lebt, der offene Tb hat, ist besonders ansteckungsgefährdet. Aber durch die Einnahme eines der RIPE-Präparate – Isoniazid – lässt sich jede versteckte Infektion ausschalten und damit der Krankheit vorbeugen. Leider müssen auch bei der prophylaktischen Behandlung monatelang täglich Tabletten eingenommen werden, was für Menschen, die sich nicht einmal krank fühlen, eine Belastung sein kann, aber die Therapie ist wirksam und meistens gut verträglich. Glücklicherweise gibt es inzwischen auch Präventivtherapien mit kürzeren Zyklen, die nur leider noch nicht überall zur Verfügung stehen.

Die ersten Präventivtherapien wurden in dem kleinen Ort Bethel in Alaska durchgeführt, wo die Tb-Raten Anfang der 1950er-Jahre extrem hoch waren (sogar noch höher als heute in Sierra Leone). Aber mit diesem groß angelegten Programm zur Tuberkulosebekämpfung gelang es, die Tuberkuloserate in Bethel *innerhalb eines Jahres* um 69 Prozent zu senken.

Die Strategie kann also enorm wirksam sein, aber in Sierra Leone fanden bis in die frühen 2020er so gut wie keine aktive Fallsuche und prophylaktischen Behandlungen von Angehörigen statt, weil für den Kampf gegen die Tuberkulose einfach zu wenig Geld da war. Statt mit mobilen Röntgengeräten, die durchs Land fuhren, wurden die Kranken weiterhin hauptsächlich durch Abstrichmikroskopie diagnostiziert, bei der die Hälfte der Fälle, vor allem im Frühstadium, übersehen wird. Bei vielen Patienten wird die Fehldiagnose Malaria oder Typhus gestellt. Viele gehen erst zum Arzt, wenn sie schwer krank sind, weil Tb ein Stigma ist und die Behandlung teuer. All diese Faktoren führen dazu, dass die Patienten, wenn sie endlich nach Lakka kommen, oft zu krank sind, um zu überleben.

Dr. Girum erzählte mir auch von einem anderen frustrierenden Problem: »Wenn ich genau weiß, welches Medikament helfen würde, aber das Medikament ist einfach nicht verfügbar. Schwere Blutungen zum Beispiel lassen sich in westlichen Ländern stillen, aber hier fehlt uns einfach das Material.« Und so hat Dr. Girum viele Patienten sterben sehen, weil er ihre Lungenblutungen nicht stillen konnte oder weil die Medikamente fehlten, die ihnen sicher geholfen hätten.

Dr. Girum ist dünn und bescheiden. Er nimmt die Komplexität der Probleme an – immer wenn ich anfange, mich über die Ungerechtigkeit aufzuregen, erinnert er mich an die Zwischentöne. Ich kann mir nicht vorstellen, dass er je die Stimme hebt. Über seine Ankunft in Lakka erzählte er: »Da war dieser Junge. Wie Sie habe ich erst nicht verstanden, dass er ein Patient ist, weil er immer den anderen Patienten half. Ich dachte, das wäre vielleicht sein Job – eine Art kleiner Sozialarbeiter. Aber nein! Er ist ein Patient! Und dann sehe ich mir seine Krankengeschichte an, und mir wird alles klar. Ich rede natürlich von Henry Reider.«

Inzwischen zeigte sich, dass die Spritzmittel versagten, genau wie zuvor die Standardtherapie. Die Nebenwirkungen hatten Henry außerdem schwer zugesetzt, und er hörte auf einem Ohr nichts mehr – die Injektionstherapie würde ihn nicht heilen. Dr. Girum wusste, dass Henry ab jetzt langsam, aber unaufhaltsam abbauen würde. »Wenn die letzte Medikamentenlinie nicht wirkt«, sagte er, »kennen wir das Ende der Geschichte. Das ist der Zeitpunkt, an dem du das Stethoskop weglegst.«

Machen wir uns noch einmal klar, wie wichtig eine frühe und präzise Diagnose ist, denn hätte Henry diese Möglichkeit gehabt, wäre sein Leben ganz anders verlaufen. Der molekularbiologische Schnelltest GeneXpert von Cepheid, einer Tochterfirma des Danaher-Konzerns, der Henry nicht zur Verfügung stand, ist ein Wunderwerk der Technik. Ähnlich wie die PCR-Tests, mit denen sich Covid oder HIV feststellen lassen, kann eine GeneXpert-Kartusche nicht nur sicher nachweisen, ob jemand mit Tb infiziert ist, sondern auch, ob die spezielle Infektion gegen bestimmte Antibiotika resistent ist. Mit einem zweiten Test lässt sich die Sensibilität auf weitere Antibiotika überprüfen, sodass man mit diesen beiden Tests innerhalb weniger Stunden herausfinden kann, ob die Standardtherapie ausreicht, um die Tuberkulose der betreffenden Person zu heilen.

Natürlich wäre Henry auch dann nicht über Nacht geheilt worden, denn man hätte die nötige Zweit- oder Drittlinientherapie erst einmal organisieren und dann durchführen müssen. Aber seine Familie hätte wenigstens gewusst, was er brauchte.

Molekulartests waren allerdings in vielen Gegenden unerschwinglich. »Zu wenige Menschen haben Zugang zu GeneXpert-Tests, und das liegt vor allem am hohen Preis«, erklärt Muhammad Shoaib von Ärzte ohne Grenzen. Eine Labortechnikerin in Sierra Leone sagte mir: »Die Geräte sind großartig. Wenn wir uns nur die Testkartuschen leisten könnten.«

Cepheid hat ein ähnliches Geschäftsmodell wie Tintendrucker- und Rasierklingenhersteller, um riesige Profite einzustreichen: Die GeneXpert-Analyseapparate werden mit einer relativ niedrigen Gewinnspanne verkauft, aber für die Testkartuschen, die ein Verbrauchsprodukt sind, werden anschließend hohe Preise verlangt, so wie bei Rasierern häufig der Griff günstig, aber die Ersatzklingen schmerzhaft teuer sind. Der Danaher-Konzernchef Rainer Blaier erklärte sogar selbst, dass das Geschäft mit GeneXpert »ein Rasierklingenmodell« darstelle, als wäre er stolz darauf, dass die Gewinne des Unternehmens durch Wucherpreise in den ärmsten Ländern der Welt erwirtschaftet werden.[34]

Laut einer Studie, die von Ärzte ohne Grenzen in Auftrag gegeben wurde, betragen die Herstellungskosten der Kartuschen weniger als 5 Dollar, aber bis 2023 kostete eine einzelne GeneXpert-Kartusche 9,98 Dollar und der Test auf weitere Antibiotikaresistenzen 14,90 Dollar.[35]

Ohne die Kosten der Geräte, der Wartung und der Laborkräfte miteinzubeziehen, kosten also allein die Tests 24,88 Dollar pro Person, was in Sierra Leone mehr als der Hälfte der jährlichen Pro-Kopf-Ausgaben für die Gesundheitsversorgung entspricht. Natürlich wird Tb deswegen meistens billiger getestet – mit Abstrichmikroskopie oder Röntgenaufnahmen, obwohl diese Methoden nichts über mögliche Antibiotikaresistenzen aussagen.

Die Kombination aus Abstrichmikroskopie und Standardtherapie ist kurzfristig die günstigste Art, mit Tuberkulose umzugehen. Über 90 Prozent der Patienten reagieren gut auf die RIPE-Medikamente, und es gibt gute Gründe, Tb so günstig wie möglich zu diagnostizieren und jeden Infizierten zunächst mit der Erstlinientherapie zu behandeln. Wenn eine Person das Pech hat, an einer multiresistenten Tb-Form zu leiden, können teure Molekulartests oder aufwendige Untersuchungen an Bakterienkulturen durchgeführt werden, *nachdem* die RIPE-Therapie versagt hat. Aber eine solche Knappheitsmentalität wurde in den USA nie als Maßstab angelegt; GeneXpert-Tests sind Standard, und vor 70 Jahren installierte man mobile Röntgenapparate in Busse, weil wir damals schon wussten, dass Abstrichmikroskopie nicht empfindlich genug war. Heute ist Tuberkulose in den USA eine seltene Krankheit, und die Ausgaben für die Prävention und Behandlung von Tb sind gering. Kosteneffizienzanalysen sind oft sehr kurzsichtig. Rechnet man die langfristigen Kosten mit ein – die Kosten der wirkungslosen Behandlungen, die Kosten der Verbreitung von arzneimittelresistenter Tb, die Kosten, Kinder in Kliniken zu behandeln, statt sie in Schulen auszubilden, und all die anderen Kosten, die anfallen, wenn Kinder nicht präzise getestet werden –, müsste es in jedem Krankenhaus in jedem Land mit hohen Tuberkuloseraten GeneXpert-Tests geben. Aber die Kosteneffizienzrechnung endet oft bei: »Können wir die Krankheit noch billiger nachweisen?«, ohne an die menschlichen Folgekosten zu denken.

Wenn wir uns die Gesamtausgaben ansehen, die anfallen, wenn die existierenden Instrumente nicht genutzt werden, verschiebt sich die Rechnung. Dann wäre die Investition in bessere Tb-Diagnostik und treffsicherere Behandlungen eine der attraktivsten Anlagemöglichkeiten im globalen Gesundheitswesen. Eine Studie von 2024, die die Weltgesundheitsorganisation WHO in Auftrag gegeben hat, kommt zu dem Schluss, dass jeder Dollar, der für die Tuberkuloseversorgung ausgegeben wird, etwa 39 Dollar einbringt, weil er die Zahl (und die Kosten) künftiger Tuberkulosefälle senkt und weil mehr Menschen arbeiten können, statt chronisch krank zu sein oder sich um chronisch kranke Angehörige kümmern zu müssen. In einem Artikel im *Journal of Benefit-Cost Analysis* von 2023 (»Journal für Kosten-Nutzen-Analyse« – ja, es gibt zu jedem Thema eine Fachzeitschrift) ist sogar von einer noch höheren Rendite die Rede: »Jeder Dollar, der in Tb investiert wird, bringt einen Nutzen von 46 Dollar.« Die Autoren kamen außerdem zu dem Ergebnis, dass zwischen 2023 und 2050 »im Schnitt eine knappe Million Todesfälle im Jahr verhindert werden können. [...] Maßnahmen zur Bekämpfung von Tuberkulose haben also ein herausragend gutes Preis-Leistungs-Verhältnis.«

Menschen sind natürlich mehr als das Bruttosozialprodukt, das sie erwirtschaften. Der Wert unserer Existenz wird nicht von Kosten-Nutzen-Rechnungen bestimmt. Wir sind hier, um zu lieben und geliebt zu werden, um zu verstehen und verstanden zu werden. Maßnahmen der Tb-Bekämpfung sind eine extrem gute Investition, aber das ist nicht der Grund, warum mir Tuberkulose am Herzen liegt.

Der Grund, warum mir Tb am Herzen liegt, ist Henry.

KAPITEL 16
HENRY

Isatu brachte Henry, sooft es ging, etwas zu essen nach Lakka mit, während Henry die Strapazen der Behandlung über sich ergehen ließ. Als er wegen seiner Lungenblutungen eine Transfusion brauchte, ging sie zu Fuß zu Freunden, Nachbarn und Verwandten, um Geld dafür zu sammeln und einen freiwilligen Blutspender zu finden. Sie hielt Henrys Hand, während er die Transfusion erhielt, und dann hielt sie ihn fest, als sein schweißgebadeter Körper mit Krämpfen auf das Blut reagierte, das er so dringend brauchte.

Doch wie Dr. Girum bereits wusste, war die Injektionstherapie nicht wirksam genug, um Henry zu heilen. Sein Zustand verschlechterte sich. Henry stellte fest, dass er das Auf und Ab der Therapie an der Größe seiner geschwollenen Lymphknoten am Hals und den Schlüsselbeinen ablesen konnte. Manchmal wurden die Lymphknoten so dick, dass die Haut aufplatzte und sich offene Wunden bildeten – dann wusste er, dass die Krankheit stärker war als die Medikamente. Blieben die Lymphknoten gleich oder schrumpften, wusste er, dass es ihm besser ging. Dr. Girum sagte mir, Henry sei unfassbar gut darin, sich selbst Mut und Optimismus zuzusprechen. »Seine Art zu denken ist großartig. Er hat immer zu uns gesagt: ›Ich will wieder zur Schule gehen.‹ Das sagte er, selbst wenn es ihm schlecht ging. Obwohl die Therapie nicht anschlug, obwohl er wusste, wie ernst seine Krankheit war, klammerte er sich an seinen Plan, zu überleben und wieder zur Schule zu gehen.«

Doch als die Injektionstherapie versagte, wusste Dr. Girum, dass Henry nur eine Überlebenschance hatte, wenn er eine andere Lösung fand. »Wir hatten in Lakka keine Alternativen mehr, also begannen wir, Kollegen in anderen Ländern anzusprechen.« Er wandte sich an die Harvard Medical School und an Institutionen in Subsahara-Afrika und Asien. Ein Teil des Problems waren Henrys Begleiterkrankungen – er hatte verschiedene Gesundheitsprobleme, deretwegen er manche Tb-Medikamente nicht nehmen durfte, was bedeutete, dass ein experimenteller Cocktail speziell an Henrys Bedürfnisse angepasst werden musste.

»Zur gleichen Zeit«, erzählte mir Dr. Girum, »versuchte Sierra Leones staatliches Tb-Programm neue Medikamente einzuführen, darunter Delamanid und Bedaquilin.« Aber die Mittel waren nicht nur extrem teuer – über 1000 Dollar für einen 18-monatigen Behandlungszyklus. Sie waren in Sierra Leone einfach noch nicht erhältlich. Außerdem hatten sie ihre eigenen Nebenwirkungen, die wegen Henrys vorbestehender Leber- und Nierenschäden vielleicht problematisch wären. Die Lage war so gut wie aussichtslos, weil nicht nur die Expertise eines Spezialisten nötig war, um den Therapieplan zu entwickeln, sondern auch ein logistisches Genie, um die Medikamente ins Land zu bekommen. Aber Dr. Girum würde den Jungen auf keinen Fall im Stich lassen, genauso wenig wie seine anderen Patienten. »Bei Tuberkulose«, sagte er, »musst du es einfach immer weiter versuchen.«

Obwohl Henrys Familie fast kein Einkommen und kaum genug zu essen hatte, besuchte Isatu Henry fast jeden Tag, und auch sein Vater kam oft nach Lakka. Was Henrys Mutter ihm mitbrachte, teilte er brüderlich mit Thompson, einem Mann Mitte 30, der ebenfalls auf der MDR-Tb-Station lag. Henry freundete sich zwar schnell mit der Belegschaft an – »Er war für alle wie ein Sohn«, sagte Dr. Girum –, aber wegen der Ansteckungsgefahr seines besonders resistenten Tb-Stamms war er von den anderen Patienten isoliert. Nur mit Thompson durfte er mehr Zeit verbringen, und die beiden wurden enge Freunde. »Er hat mir immer Mut gemacht«, sagte Henry. »Selbst wenn wir beide mit Fieber im Bett lagen, gab ich ihm von meinem Essen ab, und er gab mir von seinem Mut ab. ›Du schaffst das. Du hast ein gutes Leben vor dir, Henry.‹«

Henry brauchte die Ermutigung. Während er sich Mühe gab, nach außen hin fröhlich zu wirken und alle aufzumuntern, litt er nicht nur körperlich, sondern auch seelisch unter der Verschlechterung seiner Krankheit. »Mein ganzes Universum war zu einem Krankenhauszimmer geschrumpft«, schrieb er. »Und darin machten sich ein Gefühl von Isolation und Verzweiflung breit.«

Viele seiner Freunde verschwanden, auch wenn seine Familie an seiner Seite blieb. »In der Schule hatte ich 1000 Freunde. Wir waren die ganze Zeit zusammen. Wir haben den ganzen Tag gespielt.« Er erinnerte sich, wie er sich einmal am Knie verletzte, und seine Freunde vor Mitgefühl mitweinten. Wenn er in seinem Bett in Lakka auf der Seite lag und so wenig Luft bekam, dass er nicht aufstehen konnte, dachte er an jene Zeit zurück. »Manche von ihnen haben nie wieder mit mir geredet, nachdem sie hörten, dass ich Tuberkulose habe.«

Als Henry erfuhr, dass die Injektionstherapie nicht wirkte, verlor er den Mut. »Unser fröhlicher Junge«, wie eine der Schwestern ihn nannte, wurde grimmig und wütend. »Das Licht, das einst so hell in meine Augen schien, war trüb geworden«, schrieb er. »Mit den Monaten wurde die Isolation immer tiefer.« In den Fluren wurde nicht mehr gerappt oder getanzt, und er setzte die Sonnenbrille nicht mehr falsch herum auf, um andere Patienten zum Lachen zu bringen. Sein Leben war vorbei. Seine Altersgenossen hatten ihn abgehängt; und er musste sich mit 18 Jahren von der Welt verabschieden.

Auch in dem kleinen Sprechzimmer, in dem Dr. Girum die Aufzeichnungen durchsah, bestand wenig Grund zur Hoffnung. Lakka hatte zu der Zeit nur sporadisch fließendes Wasser, und auch der Strom fiel mehrere Stunden täglich aus. Es war nicht genug Geld da, um die Patienten ausreichend zu verpflegen, und erst recht nicht, um neue maßgeschneiderte Medikamentenkombinationen für einzelne Patienten mit MDR-Tb zu besorgen.

Im Frühjahr 2020 ging es Henry und Thompson sehr schlecht. Thompson war mehr für Henry als nur ein Freund und Mentor, er war auch, wie Henry es ausdrückte, »ein Geist aus meiner Zukunft«. Und dann war Thompson eines Morgens nicht mehr da. Er starb an Atemnot, ein Gefühl, das mir eine Betroffene so beschrieb: »Als würde man durch einen Strohhalm atmen oder durch ein Kissen, die ganze Zeit.«

»Mein Freund war tot. Und als er gestorben war, sagte eine Stimme zu mir: ›Du bist der Nächste, Henry. Du bist der Nächste.‹« Henry war sich sicher, dass auch sein Tod unmittelbar bevorstand. Er weinte viel und verließ sein Zimmer immer weniger. Er aß nicht, was Isatu ihm mitbrachte. Er hatte keinen Appetit mehr, und die Ärzte wussten nicht, ob es an seiner Psyche oder an der Tuberkulose lag. Für Henry gehörte beides zusammen. Wahrscheinlich wäre er nie an Tb erkrankt, wenn er als Kind nicht gehungert hätte, weil seine Familie so arm war, und wahrscheinlich hätte er keine Depression gehabt, wenn er nicht erlebt hätte, wie sein bester Freund starb, und gewusst hätte, dass er der Nächste wäre.

Nachts dachte er an seine Mutter. Er vermisste sie schrecklich, und sie vermisste ihn noch mehr. Seine Mutter liebte ihn so tief, so unerschütterlich. Sie hatte schon eine Tochter verloren. Henry flehte Gott an, ihn zu retten, ihn zu heilen – nicht seinetwegen, obwohl er unbedingt weiterleben wollte, sondern wegen Isatu, damit sie nicht allein auf der Welt sein musste.

Die Beziehung zu seinem Vater war komplizierter. Sie waren sich hin und wieder nah gewesen. Aber Henrys Vater war jähzornig, und Henry nahm ihm übel, dass er die Familie im Stich gelassen hatte – sein Vater hatte nicht einmal Unterhalt gezahlt, als er woanders lebte. Er besuchte Henry zwar regelmäßig im Krankenhaus und liebte seinen Sohn, aber er war der Meinung, dass Henry überhaupt nicht dort sein sollte und dass seine Tuberkulose mit Gebeten geheilt werden könnte.

Eigentlich vertraute Henry Dr. Girum, aber nach Thompsons Tod begann er, die Hoffnung zu verlieren. »Ich hatte solche Angst«, sagte er. »Thompson und ich, wir haben uns gegenseitig Mut gegeben. Er war mein einziger richtig guter Freund. Und als ich ihn sterben sah, kamen mir andere Gedanken. Gedanken an den Tod.«

Und diese Gedanken konnten weder Dr. Girum noch Henrys andere Unterstützer vertreiben. Sie konnten Dinge sagen wie: »Wir tun unser Bestes für dich« oder »Wir sind bei dir, egal, was passiert«, und sogar: »Es gibt noch Hoffnung.« Aber sie konnten nicht sagen: *Bald geht es dir besser. Du wirst geheilt.*

KAPITEL 17
»SCHLAGEN SIE MICH SPÄTER«

Trotzdem tat Dr. Girum alles, was in seiner Macht stand, um eine neue Medikamentenkombination zu finden, die Henry vielleicht half. Er sprach mit Beamten des staatlichen Tb-Programms: Wie wäre es, wenn wir es irgendwie schaffen, die richtigen Medikamente ins Land zu bekommen? Vielleicht könnte Henry der Erste sein, der sie bekommt, und wir können mit seinem Fall zeigen, dass es fair und sinnvoll ist, MDR-Tb-Kranken in Sierra Leone die gleiche Art von individuellen Therapien zugänglich zu machen, die MDR-Tb-Kranke in reicheren Teilen der Welt erhalten.

Doch während Dr. Girum daran arbeitete, für Henry die Behandlung zu organisieren, die sein Leben retten konnte, verlor Henrys Vater die Geduld und wurde immer wütender auf das System, das seinen Sohn im Krankenhaus gefangen hielt. Und als er erfuhr, dass auch die Zweitlinientherapie fehlschlug, platzte ihm der Kragen. Sein Sohn war seit 200 Tagen im Krankenhaus eingesperrt, das als Sterbeort bekannt war, und die Medikamente, die ihnen als Heilmittel versprochen worden waren, hatten nichts bewirkt – im Gegenteil, sein Sohn war kränker denn je.

Jetzt saß Henrys Vater in Dr. Girums stickigem Sprechzimmer und ließ sich auch von dessen geduldiger Art nicht beruhigen. Er sprang auf und schrie den ausländischen Arzt an, sein Sohn müsse endlich zurück in die Schule, nach Hause, ins Leben. Drei Therapien hatten versagt. Wie Henrys Vater es sah, hatte die Medizin Henry im Stich gelassen, so wie das staatliche Gesundheitssystem die Kranken immer im Stich ließ. Inzwischen lag der Junge nur noch im Bett und konnte kaum allein aufs Klo gehen.

Dr. Girum hatte Angst – er war neu in Sierra Leone, und er sprach nicht fließend Krio. Er verstand nicht genau, was Henrys Vater schrie, nur dass er schrie. Der Arzt versuchte ihm zu erklären, dass Henry nicht zur Schule gehen *konnte* – er war zu krank, und er litt an einem extrem gefährlichen Stamm multiresistenter Tuberkulose. Und nach Hause konnte er auch nicht – dort würde er garantiert sterben.

Dann lass ihn zu Hause sterben, entgegnete Henrys Vater. Der Mann war außer sich und am Boden zerstört. Er erklärte, er würde am nächsten Tag wiederkommen und seinen Sohn mitnehmen, damit Henry seine letzten Tage im Kreis seiner Lieben zu Hause verbringen konnte, statt in einem Krankenhaus, das ihm immer nur falsche Hoffnungen machte. Und falls Dr. Girum versuchte, ihn daran zu hindern, versprach Henrys Vater, würde er ihn schlagen.

In der Zwischenzeit lag Henry matt in seinem Zimmer. Er wusste, dass sein Vater ihn nach Hause holen wollte, und er wusste, dass Dr. Girum immer noch Hoffnung sah, falls er in Lakka blieb. Aber Henry wusste nicht, wem und was er glauben sollte. Er hatte die Hoffnung verloren, und er hatte schreckliche Angst. Er vertraute seinem Vater nicht, und er wusste nicht, ob er den Ärzten und Schwestern vertrauen konnte. Thompson hatten sie schließlich auch nicht gerettet.

Aber Henry wollte jemand sein – er wollte einen Beitrag leisten, wollte die Welt bereisen, sehen, wie andere lebten. Er dachte an die Geschäftsleute auf den Straßen von Freetown, die alle neue Schuhe trugen. Er wusste, dass der Gedanke albern war, besonders im Angesicht des Todes, aber er hatte noch nie ein neues Paar Schuhe besessen. Er hatte immer nur Schuhe gehabt, die von anderen Füßen eingetragen worden waren.

Wenn Henry Musik hörte, stellte er sich die Leute in anderen Ländern vor, die die Lieder geschrieben hatten. Wie sah das Leben in London, Los Angeles oder Lagos aus? Jetzt würde er es nie erfahren. Er versuchte sich zu beruhigen, sich Mut zuzusprechen, aber dann hustete er wieder Blut. Er spürte, dass die wunden Stellen an seinem Hals und den Schultern größer wurden, weil die Haut dem Bakterienwachstum nicht mehr standhielt. Die Einsamkeit machte sein Elend noch schlimmer. Er war zu krank, um aufzustehen, und er durfte sein Zimmer sowieso nicht verlassen. »Die Ärzte«, schrieb er, »die den Ernst meines Zustands kannten, trafen die schwere Entscheidung, meinen Kontakt mit anderen Patienten einzuschränken. Ich durfte das Zimmer nicht verlassen und wurde von der Gemeinschaft und den gemeinsamen Erlebnissen ausgeschlossen, die früher eine Quelle des Trosts für mich waren.«

Vielleicht sollte er wirklich nach Hause gehen. Aber sein Wunsch zu leben war zu stark, und traditionellen Heilmethoden wie Exorzismus vertraute Henry nicht mehr als der Schulmedizin. Sie hatten alle versagt. Vielleicht brauchte Gott ihn. Aber Henry hatte Angst, vor Gott zu treten. Vielleicht war er kein guter Mensch gewesen. Er dachte an die Art, wie ihn die Leute behandelt hatten, als sie erfuhren, dass er Tb hatte – wie böse sie ihn angesehen hatten, wie sie vor ihm zurückgewichen waren, selbst wenn er eine Maske trug. Wie sie ihn bemitleidet oder beschimpft hatten.

In dieser Nacht konnte Dr. Girum nicht schlafen. Er war über 7000 Kilometer von seiner Frau und seinem Baby entfernt, einerseits weil die Stelle in Lakka gut war, aber vor allem, weil er wusste, wie dringend Sierra Leone bei der Bekämpfung von Tuberkulose Hilfe brauchte. Auch in seiner Heimat Äthiopien war Tb ein großes Problem – und chronisch unterfinanziert –, aber in Sierra Leone war die Situation viel verzweifelter. So viele Menschen wurden nicht getestet, und wenn sie nach Lakka kamen, waren ihre Lungen bereits zerstört. Dr. Girum wusste, selbst wenn er für Henry die richtige Therapie bekam, konnte es immer noch gut sein, dass der Junge starb. Auf den letzten Röntgenbildern sahen seine Lungen schrecklich aus.

Außerdem hatte er Angst vor Henrys Vater und seinen Drohungen. »Ich habe mir gesagt, der Mann will einfach nur seinen Sohn zu Hause haben«, erzählte er mir später. »Er will nicht, dass sein Sohn alleine stirbt. Ich verstehe das. Ich bin auch Vater.« Am Ende legte sich Dr. Girum einen Plan zurecht, und erst dann konnte er einschlafen.

Am nächsten Morgen kam Henrys Vater zurück ins Krankenhaus. Er war wütend, weil ihn die Schwestern nicht zu seinem Sohn ließen. Im Sprechzimmer ging er auf Dr. Girum zu, bereit, ihn zu verprügeln, aber Dr. Girum sagte zu ihm: »Wenn Sie Ihren Jungen jetzt mitnehmen, war alles, was wir getan haben, umsonst. Ich weiß, dass Sie sein Vater sind. Ich bin auch Vater. Aber ich bin auch Arzt, und ich verspreche Ihnen, wenn es dem Jungen mit dem neuen Behandlungsschema nicht besser geht, dann können Sie zu mir kommen und mich verprügeln. Schlagen Sie mich nicht heute. Schlagen Sie mich später, wenn die Behandlung nicht wirkt.«

Henrys Vater stampfte aus dem Zimmer und wollte seinen Sohn sehen, aber die Schwestern wiesen ihn ab, und am Ende wies auch Henry ihn ab. Er war inzwischen 18. Henry sagte seinem Vater, er würde in Lakka bleiben und auf die neuen Medikamente warten.

Am nächsten Morgen kam Isatu ins Krankenhaus und entschuldigte sich. »Mein Mann hat aufgegeben«, erklärte sie. »Er will bei seinem Sohn bleiben. Aber ich gebe nicht auf, Dr. Girum. Ich vertraue Ihnen meine Hoffnung an, mein Leben, meinen Sohn.«

Dr. Girum sagte später zu mir: »Ja, ich weiß, Henry ist nur ein Patient. Es gibt so viele Patienten, und Henry ist nur ein einziger. Warum sollten wir Berge versetzen, um einen einzelnen Patienten zu retten? Weil er ein Mensch ist. Er ist ein Mensch, verstehen Sie? Außerdem, was wäre, wenn er der erste von vielen sein kann?«

KAPITEL 18
SUPERBUG

Wenn in der reichen Welt überhaupt noch über Tuberkulose gesprochen wird, dann meistens im Zusammenhang mit einer drohenden Krise: Vielleicht entwickelt sich irgendwann ein Tuberkulosestamm, der gegen alle verfügbaren Antibiotika resistent ist, ein Superbug, der noch aggressiver und tödlicher ist als alle früheren Varianten zusammen. Die Angstmacherei rund um den Superbug kann nützlich sein, zum Beispiel als Strategie, um die Bevölkerung der reichen Länder auf Tuberkulose aufmerksam zu machen. Tb klopft vielleicht noch nicht an deine Tür, aber wenn es so weit ist, ist es zu spät.

Um keinen Zweifel zu lassen: Dieses Szenario ist gut möglich. *M. tuberculosis* hat gezeigt, dass es in der Lage ist, Varianten auszubilden, die Antibiotika austricksen, und weil wir in den letzten 70 Jahren versäumt haben, ein breites Spektrum an Tb-Behandlungen zu entwickeln, könnte durchaus ein hochinfektiöser und völlig resistenter Stamm entstehen. Wahrscheinlich würde er nicht in wenigen Wochen oder Monaten über den Erdball fegen – wie wir wissen, vermehrt sich Tb im Vergleich zu anderen Erregern nur sehr langsam (und macht langsam krank) und befällt vor allem Menschen, deren Immunsystem durch Mangelernährung, andere Erkrankungen oder schlechte Lebensbedingungen geschwächt ist. Trotzdem könnte Tuberkulose wieder zu der globalen Gesundheitskrise werden, die sie bis vor 70 Jahren war.[36]

Aber ich möchte mich aus zwei Gründen nicht auf das Superbug-Argument konzentrieren: Erstens müssen wir uns nicht persönlich von Tb bedroht fühlen, um die Krankheit als Krise zu verstehen und darauf zu reagieren. Für Milliarden Menschen ist der Superbug schon da: Tuberkulose ist eine schwere bakterielle Infektion, gegen die sie machtlos sind – nicht, weil es kein Mittel dagegen gibt, sondern weil wir so schlecht darin sind, das Mittel dahin zu bringen, wo die Krankheit ist.

Und zweitens fahren wir, wie wir bei Covid gesehen haben, unsere Investitionen in die Forschung zur Behandlung und Prävention einer Krankheit dramatisch in die Höhe, sobald sich eine unheilbare Krankheit stark unter den Reichen und Mächtigen ausbreitet. Binnen 18 Monaten nach Ausbruch von Covid hatten wir ausgezeichnete Impfungen und wirksame antivirale Medikamente, um die Pandemie zu bekämpfen. Covid bleibt auch im Jahr 2025 eine ernste Gefahr für die öffentliche Gesundheit und eine häufige Ursache für Tod und Invalidität, aber die Situation unterscheidet sich grundlegend von 2020, weil inzwischen so viel Geld in die Forschung geflossen ist. Wenn Tb eine Bedrohung für die reiche Welt wäre, würden sofort Mittel und Ressourcen auf die Krankheit einprasseln, bis sie keine Bedrohung der Reichen, Mächtigen und Gesunden mehr wäre.

Und das führt uns wieder zu unserer alten falschen Freundin, der Kosteneffizienz. Um zu verstehen, wie die Kosteneffizienzanalyse die Landschaft der Tb-Therapien verzerrt, werfen wir einen Blick auf das R des RIPE-Schemas, die Klasse der Rifamycine. Das erste Antibiotikum der Rifamycin-Klasse wurde in einem italienischen Labor von den Wissenschaftlern Maria Teresa Timbal, Pinhas Margalith und Piero Sensi hergestellt.[37] Ein Gutachten stellte 1969 fest: »Der Vorteil von Rifampicin [ein Vertreter der Rifamycin-Gruppe] ist die geringe

Toxizität und die einfache Verabreichung.« Und was für ein Vorteil! Allerdings gab es auch die Schattenseite: »Der große Nachteil ist der Preis. Rifampicin ist ein sehr teures Medikament, und das wird es höchstwahrscheinlich bleiben. Es wird in vielen Ländern unerschwinglich sein. Deswegen ist es sehr viel wichtiger, die vorhandenen Ressourcen zu nutzen, um die Erstbehandlung mit günstigeren Mitteln zu verbessern.«

Die letzten drei Sätze haben gleich mehrere Haken. Fangen wir an mit »sehr teures Medikament«. Was macht ein Medikament so teuer? Einerseits war es in den 1960er-Jahren eine Herausforderung, es in großen Mengen herzustellen. Aber unsere Kostenanalysen gehen häufig fälschlich davon aus, dass »ein sehr teures Medikament« das »höchstwahrscheinlich bleiben« wird. Heute kostet Rifampicin weniger als die Hälfte als vor 40 Jahren, und es ist bei der Heilung der meisten Tuberkulosefälle absolut unerlässlich.

Als Rifampicin eingeführt wurde, testete man es mit einer Tagesdosis von 600 Milligramm – nicht, weil man 600 Milligramm für die wirksamste Dosis hielt, sondern weil man 600 Milligramm für die billigste Dosis hielt, die gerade noch wirksam war. Bis heute wird Rifampicin mit einer Tagesdosis von 600 Milligramm verschrieben, obwohl die Herstellung viel günstiger geworden ist und wir wissen, dass höhere Dosen wahrscheinlich wirksamer wären. »Wir verschreiben seit 50 Jahren zu niedrige Dosen«, erklärte mir die Tb-Expertin Carole Mitnick, weil unsere Kosten-Nutzen-Analyse immer noch mit den Herstellungskosten von 1969 rechnet. Allerdings steigt damit die Gefahr, dass Patienten gegen Rifampicin oder Medikamente der gleichen Klasse Resistenzen entwickeln, weil das Bakterium mehr Zeit hat, gegen die unnötig niedrige Dosis immun zu werden, und außerdem sind die Patienten unnötigerweise länger krank (und ansteckend).

Solche Dinge passieren wegen »eines Mangels an Fantasie«, wie Carole Mitnick es ausdrückt. »Bei Tuberkulose wird immer mit einer Knappheitsmentalität argumentiert«, kritisiert sie. Dabei muss ich an meinen Bruder Hank und seine Krebsbehandlung denken. Die Krebsversorgung ist selbst in den USA ungerecht verteilt und mit Wucher durchsetzt, aber bei meinem Bruder stellte niemand infrage, ob die Behandlung seines Lymphoms »kosteneffizient« sei, obwohl sie 100-mal so viel kostete wie das, was es gekostet hätte, Henrys Tuberkulose zu heilen. Mein Bruder ist mein ältester Freund und mein engster Mitarbeiter, und seine Arbeit hat das Leben vieler Menschen verbessert. Ich könnte keine Welt akzeptieren, in der man zu Hank gesagt hätte: »Tut mir leid, bei dieser Krebsvariante besteht zwar eine 92-prozentige Heilungschance, wenn sie richtig behandelt wird, aber es gibt nicht genug Ressourcen auf der Welt, damit du die richtige Behandlung bekommst.« Diese Welt wäre schreiend ungerecht und inakzeptabel. Aber wie kann dann eine Welt akzeptabel sein, in der Henry und seine Familie genau das zu hören bekommen? Wie soll ich eine Welt akzeptieren, in der allein in diesem Jahr mehr als eine Million Menschen sterben wird, weil sie die Therapie nicht bekommt, die es seit fast einem Jahrhundert gibt?

KAPITEL 19
ABWÄRTSSPIRALEN

Anfang der 1980er schlugen im globalen Süden Ärztinnen und Ärzte, Aktivistinnen und Aktivisten wegen einer Explosion ungewöhnlich schwerer und schnell fortschreitender Tuberkulosefälle Alarm. Junge Tb-Patienten starben binnen Wochen statt Jahren, weil sich die Krankheit mit erschreckender Geschwindigkeit in ihrer Lunge ausbreitete, bis sie erstickten. Tb war immer ein sanfter Würger, ein schleichender Killer gewesen. Jetzt starben Patienten innerhalb von Stunden nach der Einlieferung ins Krankenhaus.

Bald stellte man einen Zusammenhang mit dem Ausbruch einer sich abzeichnenden Pandemie fest, die wir heute als HIV/AIDS kennen. 1985 wurden in Zaire und Sambia hohe Zahlen offener Tuberkulose bei HIV-positiven Patienten registriert. Wenn unbehandelte HI-Viren die Abwehrkräfte schwächen, bricht eine Tb-Infektion schneller aus, und die Schwächung des Immunsystems ist auch der Grund, dass die Tb rasend schnell zum Tod führt. Bereits 1986 schreibt der Arzt Gnana Sunderam unter anderem: »Es kann gut sein, dass AIDS zum Spiegel und Brennglas endemischer Krankheiten wird.« Und die Tb-Expertin Annik Rouillon hält fest: »Seit 1986/87 war uns aufgefallen, dass uns manche Patienten, junge Patienten, einfach wegstarben.«

Obwohl es jede Menge Hinweise auf den Zusammenhang gab, wurde viel zu wenig getan, um Tb- oder HIV-Medikamente in Ländern mit schwachen und mittleren Einkommen zugänglich zu machen. Seit Mitte der 1990er-Jahre ist HIV dank der antiretroviralen Kombinationstherapie ART in reichen Ländern eine behandelbare und überlebbare Krankheit geworden. Solange die Medikamente eingenommen werden, ist die Viruslast in der Regel so niedrig, dass sie nicht nachweisbar ist und das Virus nicht übertragen werden kann.

Trotzdem starben in armen Ländern jedes Jahr immer noch Millionen von Menschen an HIV. Auch wirksame Tb-Therapien waren oft nicht verfügbar, weil viele HIV-Infizierte an multiresistenter Tb litten. Das Zusammenspiel beider Epidemien löste eine Lawine des Todes aus – so extrem, dass sie die durchschnittliche Lebenserwartung in vielen armen Ländern dramatisch senkte. In Lesotho zum Beispiel ging die Lebenserwartung zwischen 1985 und 2002 um zehn Jahre zurück.

Die Gründe, warum die Armen keine angemessene HIV-Behandlung erhielten – man traute den Patienten die regelmäßige Einnahme nicht zu, man war der Meinung, dass man sich lieber auf Prävention und Kontrolle konzentrieren sollte – waren die gleichen, die wir auch bei Tb gesehen haben. Der Direktor von USAID, der US-Behörde für internationale Zusammenarbeit, hatte auf die Frage, wie man die antiretrovirale Therapie zu den Armen brachte, im Jahr 2001 Folgendes zu sagen: »Hätten wir heute [HIV-Medikamente für Afrika], könnten wir sie nicht verteilen. Wir könnten die Behandlungsprogramme nicht durchführen, weil uns die Ärzte fehlen, weil uns die Straßen fehlen [...] [Die Afrikaner] wissen nicht, was Uhren sind. Sie benutzen keine westlichen Zeitmessgeräte. Sie orientieren sich an der Sonne. Aber die Medikamente müssen in einem bestimmten Zeitfenster eingenommen werden, und wenn wir sagen, ihr müsst sie um zehn Uhr nehmen, sagen die Leute: ›Was meinst du mit zehn Uhr?‹«[38]

Wir sehen hier, dass die rassistische Entmenschlichung Afrikas keineswegs nach dem 19. und 20. Jahrhundert aufhörte. Rassismus verzerrt unsere Politik und unser Handeln bis heute. Und wie so oft haben sich die Vorurteile als völlig falsch erwiesen. Eine Studie von 2007 zeigte zum Beispiel, dass sich HIV/AIDS-Patienten in afrikanischen Ländern strenger an die Behandlung hielten als US-Bürger.[39]

Es dauerte bis Mitte der 2000er-Jahre, dass Millionen von HIV-Infizierten in armen Ländern mithilfe von Programmen wie PEPFAR und dem Global Fund endlich Zugang zu antiretroviralen Therapien erhielten. Auch hier war die Kosteneffizienz eine erstaunlich bewegliche Größe. In vielen armen Regionen war die HIV-Behandlung unerschwinglich – bis man die Arzneimittelhersteller zwang, die Preise um 95 Prozent zu senken.

Was die Straßen und Krankenhäuser betraf, zeigte sich, dass der Ausbau der Infrastruktur im Rahmen eines umfassenden Plans für eine bessere HIV-Versorgung nicht nur umsetzbar war, sondern auch eine extrem gute Investition darstellte. Millionen von Leben wurden gerettet – die Zahl der HIV-Infizierten, die an Tb sterben, ist in den letzten 20 Jahren drastisch gesunken.

Doch zwischen den 1980ern, als erste Warnungen laut wurden, dass das Zusammenspiel von HIV und Tb zur Katastrophe führen würde, und Mitte der 2000er-Jahre, als die HIV-Behandlung endlich (wenn auch nicht flächendeckend) verfügbar wurde, haben wir so viele Menschenleben verloren. Mehrere zehn Millionen Menschen starben in dieser Zeit. Tatsächlich starben zwischen 1985 und 2005 so viele Menschen an Tuberkulose wie im Ersten und Zweiten Weltkrieg zusammen.

Tuberkulose ist häufig und auf vielen Ebenen eine Abwärtsspirale: Sie ist eine Krankheit der Armut, die die Menschen noch ärmer macht. Sie ist eine Krankheit, die andere Krankheiten verschlimmert und umgekehrt, von HIV bis Diabetes. Sie ist eine Krankheit schwacher Gesundheitssysteme, die Gesundheitssysteme schwächt. Sie ist eine Krankheit der Unterernährung, die Unterernährte noch mehr auszehrt. Und sie ist eine Krankheit der Stigmatisierung, die das Stigma verstärkt. So gesehen, besteht wenig Grund zur Hoffnung: Tuberkulose schwimmt nicht nur im mäandernden Fluss der Ungerechtigkeit; Tuberkulose macht den Fluss noch tiefer, breiter und reißender.

KAPITEL 20
GEBETE

Eine Zeit lang erhielt Henry keine Behandlung, was für ihn äußerst entmutigend war. Solange er die schmerzhafte, giftige Injektionstherapie über sich ergehen ließ, hatte er wenigstens das Gefühl, er würde etwas gegen die Krankheit tun. Jetzt lag er nur in Lakka im Bett, und die heiße, reglose, feuchte Luft drückte schwer auf seine Brust. Seine Atmung wurde flacher. Wenn man Angst hat, hat man häufig das Bedürfnis, tief Luft zu holen. Aber Henry konnte nicht mehr tief Luft holen.

Doch Partners in Health schaffte es, das Geld für Henrys neue Medikamente aufzutreiben. Henry würde als erster Mensch in Sierra Leone einen hoch personalisierten, maßgeschneiderten Medikamentencocktail erhalten, und Dr. Girum wusste, wie viel das bedeutete – nicht nur für Henry, sondern für das ganze Land. Falls Henry überlebte, wäre er der lebende Beweis, dass komplexe multiresistente Tb auch in Sierra Leone geheilt werden konnte. Falls Henry starb, wäre er für globale Gesundheit ein weiteres Argument, dass es einfach keinen Sinn hatte, Menschen wie Henry an Orten wie Lakka zu behandeln. Ein paar der Antibiotika, die Dr. Girum brauchte, waren im benachbarten Liberia vorrätig. Andere mussten von weiter her eingeflogen werden – vielleicht aus Lesotho, wo Partners in Health ein gut ausgestattetes Tuberkulose- und HIV-Zentrum eingerichtet hatte.

In der Wartezeit hatte Henry wochenlang tatenlos, reglos und allein in seinem Einzelzimmer liegen müssen, weil er zu krank für Gesellschaft war. Er hatte an Thompsons Tod gedacht. Er hatte gespürt, dass er der Nächste war. Er hatte an seine Kindheitsfreunde gedacht, die erwachsen wurden, ein normales Leben führten. Und er hatte Gedichte geschrieben. Seine Gedichte waren seltsam, impressionistisch, hypnotisch und wunderschön. Eines mit dem Titel »Die goldene Axt« beginnt so:

Goldene Axt, unheimlicher Kampf
Axt, die es zu finden gilt
Krieger ohne Ziel
Sanftmut zerschlägt ihre Zehen.
Sie pumpen, halten den Schnaps, werfen gehorsam ein
Schreiten am Ort des Goldes
Löwe folterte ihren Rücken
Krieger steigen hinab in das Loch, finden keinen Halt

Henry betete – er war ein frommer Christ. Er dachte an Isatu, dachte, er musste versuchen, für sie weiterzuleben. Aber Überleben ist nicht unbedingt ein Akt des persönlichen Willens. Überleben ist ein Akt des kollektiven Willens. Henry hatte sich mit Tb angesteckt, weil die Entscheidungen von Menschen dazu geführt hatten, dass Menschen in armen Ländern nicht angemessen behandelt wurden. Ein Kind, das in Sierra Leone zur Welt kommt, hat eine 100-mal höhere Wahrscheinlichkeit, an Tuberkulose zu sterben, als ein Kind, das in den USA oder Europa zur Welt kommt. Dieser Unterschied hat nichts mit Genetik, Biologie oder Kultur zu tun, wie die Medizinerin und Infektionsspezialistin Joia Mukherjee schreibt: »Gesundheitliche Ungleichheit wird von Armut, Rassismus, mangelnder medizinischer Versorgung und anderen gesellschaftlichen Kräften verursacht.«

Es war nicht nur Kochs Bazillus, der Henry krank machte, sondern die historischen Kräfte, die wir uns hier angesehen haben. Henry war das Sinnbild der Spes phthisica – er war sensibel und poetisch. Und doch wurde er nicht wie ein leuchtender, lieblicher Dichter behandelt, der von den gleichen wunderbaren Kräften zum Tode verurteilt war, die ihm seine Schöpferkraft verliehen. Seine Krankheit war die Folge von Sierra Leones jahrhundertelanger Verarmung, von einem maroden Gesundheitssystem, das von Kolonialisierung, Krieg und Ebola ausgezehrt war, von einer Welt, die aufgehört hatte, sich um Tb zu kümmern, weil Tb für die Reichen keine Bedrohung mehr darstellte.

Wir leben immer in dem Raum zwischen dem, was wir entscheiden, und dem, was für uns entschieden wird. Auf Henry wirkten historische Kräfte ein, aber auch Henry war eine historische Kraft – wie wir alle. Er traf Entscheidungen. Und eine seiner Entscheidungen war, in Lakka zu bleiben, an Dr. Girum zu glauben und einem Gesundheitssystem zu vertrauen, das bisher so wenig getan hatte, um sein Vertrauen zu verdienen.

An dem Tag, als Henry seine neue Therapie begann, war er, wie er selbst sagte, »in einem Zustand der Verwirrung«. Die Medikamente waren angekommen – einige mit dem Auto aus Liberia, andere in Koffern von Reisenden, die Sierra Leone besuchten. Dr. Girum begann sofort mit Henrys Behandlungsschema. Inzwischen hatte Henry drei Jahre seines Lebens im Connaught Hospital und im Lakka Hospital verbracht. Er hatte seinen besten Freund sterben sehen. Er wusste nicht, ob die neue Therapie wirken würde. Dr. Girum wusste es auch nicht.

Und selbst wenn sie funktionierte, Henrys Lunge war bereits schwer geschädigt. Viele Patienten, die zu spät behandelt wurden, starben, wie Shreya Tripathi, selbst wenn am Ende die Antibiotika gut anschlugen. Henrys Lunge war von all den Jahren mit Tb vernarbt, von all den Jahren, in denen die Bakterien immer tiefer in seine Lunge gekrochen waren, von all den Jahren, in denen die Antibiotika zwar zwischenzeitlich Linderung gebracht hatten, indem sie ihm das Atmen erleichterten und die Lymphknoten schrumpfen ließen – aber immer nur kurzfristig.

Diesmal war die Frage nicht, ob es ihm besser gehen würde. Die Frage war, ob er geheilt wurde. Und deshalb konnte er sich noch nicht entspannen, als es ihm langsam besser ging.

Er nahm die Medikamente und betete, dass die Krieger, die ins Loch hinabstiegen, Halt fanden.

KAPITEL 21
WIE MAGIE

Schon nach einer Woche der neuen Therapie bemerkte Dr. Girum Fortschritte, besonders bei den offenen Wunden, die über Henrys Lymphknoten entstanden waren. »Es war wie Magie«, sagte Dr. Girum. Seit über einem Monat hatte Henry an den aufgeplatzten Stellen am Hals und den Schlüsselbeinen gelitten, wo die Lymphknoten so stark angeschwollen waren, dass die Haut nachgab. Jetzt schwollen die Knoten ab, und die Wunden begannen endlich zu heilen. »Ich konnte zusehen, wie die Wunden trockneten«, erzählte Dr. Girum, »und ich dachte mir: ›Das ist ein frühes Zeichen.‹ Nach einer Woche hatte der Junge wieder Appetit.«

Henry hatte Angst, dass es wieder nur eine trügerische Hoffnung war. In den ersten zwei Wochen der neuen Therapie war er überzeugt, dass sie versagen würde, und er fühlte sich schrecklich einsam, weil er seine Mutter nicht sehen durfte. »Ich war in diesem Zimmer isoliert. Ich durfte niemanden sehen. Ich war verzweifelt, weil ich dachte, die Krankheit wäre so schlimm, dass sie mich deswegen isolierten.« Aber nach drei Wochen konnte er wieder aufstehen und herumlaufen. Auch ihm fiel auf, dass die Wunden am Hals und den Schultern verheilten. Er fühlte sich stärker, und er hatte wieder Hunger. Nach einem Monat hatte er fünf Kilo zugenommen.

Nach wenigen Monaten der wirksamen Therapie ließen sich in Henrys Speichelprobe zum ersten Mal seit Jahren keine Tb-Bakterien mehr nachweisen. Zwar steckte die Infektion immer noch in der Lunge und dem Lymphsystem, aber Henry war kaum noch ansteckend und durfte endlich wieder unter Leute. Isatu nahm ihre täglichen Besuche wieder auf. Auch Henrys Vater besuchte ihn in Lakka. »Er schämte sich ein bisschen«, wegen der Drohungen, erinnert sich Dr. Girum. Aber Dr. Girum versicherte ihm: »Ich weiß, wie schwer es für die Familie sein muss, wenn ein Kind über ein Jahr im Krankenhaus ist. Ich verstehe den Groll und das Misstrauen gegen die Medizin. Ich verstehe es wirklich. Wenn es mein Kind wäre, hätte ich vielleicht genauso reagiert.«

Als Henry kräftiger wurde, wollte er zurück nach Hause zu seiner Mutter in Freetown. Sein Vater wohnte nicht mehr dort, und das war gut so. Henry hatte die Nase voll von seinen Wutanfällen und seiner Unzuverlässigkeit. Aber er hatte Heimweh nach seiner Mutter, die, »die näher rückt«, als alle anderen davongelaufen waren. Er wollte auch wieder zur Schule gehen. Er war 18 Jahre alt, und er war seit der neunten Klasse nicht mehr in der Schule gewesen. Er wusste nicht einmal, ob er weitermachen durfte, nachdem er so viel verpasst hatte. Auch wenn der Kontakt mit seinen früheren Klassenkameraden abgerissen war, wusste er, dass viele von ihnen studierten oder arbeiteten. Würde irgendeine Schule einen 18-jährigen Neuntklässler aufnehmen?

Nach über einem Jahr in Lakka und insgesamt drei Jahren im Krankenhaus wurde Henry entlassen. Die Behandlung war zwar noch nicht abgeschlossen – er würde noch zwölf weitere unangenehme Monate täglich morgens ein Dutzend Tabletten nehmen müssen, oft auf leeren Magen. Aber er durfte nach Hause zu Isatu. »Es war der glücklichste Tag in meinem Leben«, erzählte mir Isatu später.

Im Lakka Government Hospital gibt es keinen Spielplatz und auch sonst nichts zu tun, um die Zeit totzuschlagen, außer im Bett herumzuliegen, über das staubige Gelände zu schlendern oder auf den langen Holzbänken im Schatten des riesigen Mangobaums zu sitzen. In Lakka kann man das Leben hören – nicht weit vom Krankenhaus ist eine große Straße mit einer Reihe von Marktständen –, aber man ist nicht Teil des Lebens. Henry wollte unbedingt wieder ins Leben zurück, aber er hatte auch Angst.

Wegen seiner Krankheit waren Henry und Isatu völlig verarmt. Isatu hatte in der schweren Zeit ihren Marktstand verloren und schließlich auch das kleine Häuschen mit den zwei Zimmern, in dem sie gewohnt hatten. Jetzt wohnten sie in einer kleinen Hütte mit einem rostigen Metalldach, und wenn es regnete, was in Freetown an über 100 Tagen im Jahr vorkam, regnete es herein. Isatu und Henry wurden nass, egal, wo sie ihre Matratzen hinlegten, und in den langen Nächten der Regenzeit wachten sie oft zitternd auf. Außerdem war es in der Hütte dunkel, weil sie nicht ans Stromnetz angeschlossen war. Das überfüllte Viertel, in dem sie wohnten, wurde von vielen als Slum bezeichnet. Manchmal hatten Henry und Isatu kaum genug zu essen. Das Leben, erzählte mir Henry, war ziemlich schwer. »Es gibt so viele Hürden«, sagte er.

Henry war inzwischen zu einem starken jungen Mann mit einem kantigen Kiefer und muskulösem Körper herangewachsen. Dass ich ihn einst für so alt wie meinen inzwischen 13-jährigen Sohn gehalten hatte, kam mir jetzt absurd vor. Trotzdem konnte Isatu ihn immer noch mit dem kleinsten Hinweis besänftigen. »Ja, es gibt Hürden«, stimmte sie zu, und dann sagte sie: »Aber du lebst, und du bist wieder bei mir. Ich sehe dich an, und du lebst. Mein Sohn Henry lebt.«

KAPITEL 22
AUFWÄRTSSPIRALEN

Blanke Verzweiflung erzählt nie die ganze Menschengeschichte, auch wenn Verzweiflung gern diesen Eindruck erweckt. Hoffnungslosigkeit hat die tückische Gabe, *alles* zunichtezumachen: X oder Y ist schlimm, weil alles schlimm ist, du fühlst dich elend, weil die Welt elend ist, und so weiter. Ich neige selbst zu Verzweiflung, und ich weiß, wie überzeugend ihre Stimme ist; aber zufälligerweise ist es nicht die Stimme der Wahrheit. Hier ist die Wahrheit, wie ich sie sehe: Es gibt viele Abwärtsspiralen. Ungerechtigkeit und Unfairness ziehen sich durch jeden Bereich des menschlichen Lebens. Aber es gibt auch Aufwärtsspiralen. Und eine dieser Aufwärtsspiralen ist der Grund, dass Henrys Leben gerettet wurde und dass dank Henry viele andere Leben gerettet werden.

Diese Aufwärtsspirale begann Anfang der 1990er-Jahre in Peru, das als eins der ersten südamerikanischen Länder ein groß angelegtes DOTS-Programm nach der Richtlinien der WHO einführte. Wie der Autor Tracy Kidder in *Mountains Beyond Mountains* schreibt, war Perus Tb-Programm »vor allem den Protesten von Bürgern [...] Nonnen und Priestern« zu verdanken. Die Demonstrationen der Zivilbevölkerung überzeugten schließlich die Regierung, Geld für das DOTS-Programm zur Verfügung zu stellen. Aber damals sahen die WHO-Richtlinien die Behandlung von MDR-Tb nicht vor. Patienten, bei denen die Standardtherapie nicht anschlug, bekamen dieselben Medikamente noch einmal. Wenn die Erstlinienmedikamente dann wieder versagten, was meistens der

Fall war, war der übliche nächste Schritt die sogenannte »unterstützende Therapie«. Ich wusste nicht, was damit gemeint war, und fragte Carole Mitnick bei einem unserer ersten Treffen danach. »Es heißt mehr oder weniger: ›Steck die Leute in eine Hütte am Straßenrand und warte, bis sie tot sind‹«, erklärte sie mir.

In Ländern mit niedrigen und mittleren Einkommen waren offiziell keine Zweit- und Drittlinienantibiotika verfügbar – und Patienten mit multiresistenter Tb wurden einfach sich selbst und dem Tod überlassen (und der hohen Wahrscheinlichkeit, ihren multiresistenten Tb-Stamm vor ihrem Tod weiterzugeben). Die WHO beharrte darauf: »MDR-Tb in armen Ländern zu behandeln ist zu teuer.«

Damals kostete eine zweijährige Behandlung resistenter Tb pro Patient zwischen 15 000 und 20 000 Dollar. Aus Kosteneffizienz-Perspektive lohnte sich die Therapie nicht, einerseits wegen der hohen Kosten für ein einziges Menschenleben, aber auch, wie die WHO behauptete, »wegen der geringen Aussicht auf Heilung dieser Fälle«. MDR-Tb zu heilen sei selbst in den besten Krankenhäusern schwierig. In Ländern mit mittlerem Einkommen wie Peru, hieß es, sei es so gut wie unmöglich. Warum also so viel Geld in den Sand setzen?

Aber dieser Ansatz hinkte in mehrfacher Hinsicht. Wie der legendäre Partners-in-Health-Mitgründer Paul Farmer erklärte, beklagten alle die hohen Kosten der MDR-Tb-Behandlung, dabei sei das eigentlich Kostspielige »die fehlende Diagnose und ausbleibende Behandlung von MDR-Tb«. Jeder ungeheilte Fall resistenter Tb bot der Krankheit Gelegenheit, sich weiter zu verbreiten, weitere Resistenzen zu bilden und noch mehr Leid und Kosten zu verursachen. Außerdem hielt das Fehlen von öffentlichem Geld für die Behandlung von MDR-Tb die Menschen nicht davon ab, sich auf eigene Faust um eine Therapie zu bemühen. Häufig nahmen verzweifelte Familien Hypotheken auf oder verkauften ihre Besitztümer, um in Privatpraxen Zweitlinienantibiotika zu beziehen, und wenn ihnen schließlich doch das Geld ausging, mussten sie die Behandlung abbrechen, was zu weiteren Resistenzen und noch mehr Leid und noch mehr Toten führte.

Ende der 1990er-Jahre begann Partners in Health (in Peru »Socios en Salud«) in einem armen Viertel von Lima, wo die Krankheit endemisch geworden war, MDR-Tb-Patienten zu behandeln. PIH-Mitbegründer Jim Kim leitete das Projekt zusammen mit einer bunten Gruppe von Partnern, darunter Wissenschaftlerinnen wir Carole Mitnick, Epidemiologinnen wie Meche Becerra, Krankenschwestern und -pflegern und Gesundheitshelferinnen von vor Ort. Sie stimmten die Medikamente individuell auf die Patienten ab und unterstützten sie umfassend, auch durch Direktzahlungen, damit die Patienten genug zu essen hatten und zu Kräften kommen konnten. Sie wurden regelmäßig von Gemeindeschwestern und -pflegern zu Hause besucht, die nach dem Rechten sahen und als Brücke zwischen dem Gesundheitsamt und den Vierteln dienten, die vom Amt lange Zeit übersehen worden waren.

Das Prinzip war simpel. »Wenn wir die Methode haben, sollten wir die Menschen behandeln«, fasste Farmer zusammen. Aber die Umsetzung war weder billig noch einfach – PIH gab über 20000 Dollar pro Fall aus, und man war sich der notwendigen Opfer schmerzhaft bewusst. Wie Jim Kim einer Tb-Expertengruppe erklärte: »Wir mussten entscheiden, dass wir keine dringend benötigten Lebensmittel für 4000 weitere Kinder in Haiti kaufen würden [...] Wer schon einmal in Haiti war, weiß, dass es nichts Herzzerreißenderes gibt als die Lage der Bauern ohne Land in der zentralen Hochebene.« Aber Jim Kim und die gesamte Organisation waren überzeugt: Wenn sie zeigen könnten, dass MDR-Tb in armen Ländern heilbar ist, würden das globale Gesundheitswesen und die Weltgemeinschaft endlich anfangen, mehr in die Behandlung zu investieren. Die Gruppe glaubte fest, dass sie einen positiven Kreislauf – eine Aufwärtsspirale – in Gang setzen könnte.

Im April 1998 gab Partners in Health seine richtungsweisenden Ergebnisse bekannt: Mit individuell angepassten Zweit- und Drittlinientherapien und dem Unterstützungspaket konnten über 85 Prozent der peruanischen MDR-Tb-Patienten geheilt werden. »Beeindruckend«, wie ein Experte erklärte. Diese Heilungsquote war vergleichbar mit den besten Krankenhäusern der Welt, wenn nicht besser. Die Global Health Community horchte auf, und innerhalb von zwei Jahren begann die Weltgesundheitsorganisation WHO eine »DOTS-plus«-Strategie zu empfehlen, zu der auch die Therapie von MDR-Tb-Patienten gehörte.

Natürlich war da immer noch unsere alte Feindin Kosteneffizienz. Aber Kidder erklärt: »In der Fachwelt war die MDR-Tb-Therapie immer für unverhältnismäßig teuer erklärt worden, aber keiner hat daran gedacht, an den größten Kosten zu schrauben, nämlich an den hohen Preisen der Medikamente.« Wie sich herausstellte, waren die Patente der meisten Medikamente ausgelaufen, aber niemand war auf die Idee gekommen, günstige Generika mit den gleichen Wirkstoffen herzustellen, weil es dafür angeblich »keinen Markt« gab. Aber natürlich gab es diesen Markt – viele Menschen mit MDR-Tb brauchten die Behandlung dringend. Der »Markt« war eben nur nicht überwiegend reich. Also setzten sich Partners in Health und andere Verbündete dafür ein, so schnell wie möglich die Herstellung von günstigen generischen Antibiotika voranzutreiben. Auch Tb-Überlebende und Bürgergruppen übten Druck auf die Pharmafirmen aus, und mit vereinten Kräften sank der Preis für einen zweijährigen Behandlungszyklus, mit dem sich MDR-Tb heilen ließ, schließlich von 15 000 Dollar auf 1500 Dollar.

Dank dieser Preissenkung und den neuen WHO-Richtlinien wurden mehr Menschen mit MDR-Tb geheilt, die sich wiederum im Kampf gegen Tuberkulose engagierten. Auf einer Tb-Konferenz lernte ich Phumeza Tisile kennen, eine junge Frau aus Südafrika, bei der 2010 Tb diagnostiziert worden war, als sie gerade mit dem Studium begonnen hatte. Phumeza kam in Ostkap zur Welt und wuchs in Kapstadt auf, wo ihre Mutter als Hausangestellte arbeitete. Als Kind war Phumeza Läuferin – der 800-Meter-Lauf war ihre Strecke –, und sie war so gut in der Schule, dass sie ein Vollstipendium für die Universität bekam. Aber als das erste Semester anfing, fühlte sich irgendetwas seltsam an. Sie nahm ab und war häufig außer Atem. Sie hörte mit dem Laufen auf und hatte wenig später sogar Schwierigkeiten beim Treppensteigen. »Also ging ich zum Arzt und hustete in einen Becher«, erzählte sie mir.

Eine Labortechnikerin suchte unter dem Mikroskop nach den zuckenden Tb-Stäbchen, aber wie wir wissen, wird bei der Abstrichmikroskopie etwa die Hälfte der Tb-Fälle nicht erkannt – und tatsächlich teilte man Phumeza mit, dass ihr Tuberkulosetest negativ war. Trotzdem wurde sie immer kränker. Nach ein paar Monaten musste sie das Studium unterbrechen. Sie wurde immer dünner. Zwei Monate nach Semesterbeginn wog sie nur noch um die dreißig Kilo. »Ich konnte kaum noch atmen und gehen«, erzählte sie mir. Irgendwann wurde eine Röntgenuntersuchung gemacht, und es war klar, dass die Tuberkulose beide Lungenflügel befallen hatte. Sie begann sofort mit der Standardtherapie, aber die Antibiotika schlugen nicht an, und Phumeza wurde ins Krankenhaus eingewiesen.

Wie Henry hatte Phumeza mehrere Monate Antibiotika erhalten, die nicht wirkten, und dann weitere Monate Zweitlinienantibiotika, die auch nicht wirkten. Als sie erfuhr, dass sie MDR-Tb hatte, recherchierte sie im Internet, wie sie mir erzählte: »Es war richtig gruselig, weil die Google-Bildersuche so viele Leute zeigt, die schon tot sind. Die Rippen standen hervor, und ich dachte, so sehe ich auch bald aus. Ich dachte, dass ich wahrscheinlich sterbe.« Wie Henry verlor Phumeza nach der Injektionstherapie ihr Gehör – in ihrem Fall auf beiden Ohren, und sie war fünf Jahre lang vollkommen gehörlos, bis sie ein 40000 Dollar teures Cochlea-Implantat bekam. Am Ende wurde sie drei Jahre und acht Monate lang gegen Tuberkulose behandelt – und nahm insgesamt 20000 bis 30000 Pillen. Die Behandlung kostete sie Jahre ihres Lebens und ihr Gehör, aber am Ende wurde sie geheilt.

Und hier geht die Aufwärtsspirale weiter. Phumeza Tisile hat das Studium abgeschlossen, arbeitet als Soziologin und ist heute eine der führenden Stimmen im Kampf gegen Tuberkulose. Zusammen mit ihrer Freundin Nandita Venkatesan, die ebenfalls Tb überlebt hat, reichte Phumeza vor einem indischen Gericht Klage gegen den Versuch des Pharmaunternehmens Johnson & Johnson ein, das Patent auf das Antibiotikum Bedaquilin zu verlängern, und bekam recht.

Wie wir gesehen haben, ist Bedaquilin ein wirksames Mittel gegen MDR-Tb, aber seit der Markteinführung 2013 war es für die meisten Menschen mit MDR-Tb unerschwinglich, weil Johnson & Johnson in armen Ländern 900 Dollar pro Behandlungszyklus verlangte und in Ländern mit mittlerem Einkommen wie Südafrika 3000 Dollar. Deswegen bekamen die meisten Kinder und jungen Leute mit resistenter Tuberkulose wie Phumeza keine wirksame Behandlung – nicht, weil die richtigen Medikamente fehlten, sondern weil die richtigen Medikamente nicht »kosteneffektiv« waren.

Johnson & Johnsons Bedaquilin-Patent sollte 2023 auslaufen, aber die Firma versuchte über Sekundärpatente das Recht an ihrem geistigen Eigentum zu verlängern. »Patent-Evergreening« – die Erneuerung auslaufender Patente – ist eine verbreitete Methode unter Pharmafirmen, ihre Preise und Profite zu schützen, indem sie den generischen Wettbewerb blockieren. Im Fall von Johnson & Johnson wurde geltend gemacht, dass das Patent auf den Wirkstoff Bedaquilin zwar auslaufe, aber ein Hilfsstoff, der die Wirksamkeit von Bedaquilin verstärkte, erst viel später patentiert worden sei, und dieses Patent sollte für die Gesamtheit von Bedaquilin gelten.

Aber Phumeza Tisile, Nandita Venkatesan und ihr Anwaltsteam argumentierten erfolgreich vor dem indischen Gericht, dass die Sekundärpatente von Johnson & Johnson keine wesentliche Innovation darstellten, sondern nur ein Versuch der Profitmaximierung seien. Am Ende gab das indische Gericht den Klägerinnen recht, womit Bedaquilin seit Mitte 2023 generisch hergestellt werden darf.

Während das Urteil dafür sorgte, dass Bedaquilin in Indien billiger werden würde, hatte Johnson & Johnson allerdings in den meisten Ländern mit niedrigem und mittlerem Einkommen mit seinem Patenttrick Erfolg, was bedeutete, dass Bedaquilin in großen Teilen der Welt unerschwinglich bleiben würde. Erst nach Verhandlungen mit internationalen Gesundheitsorganisationen und lautstarken Protesten aus dem Tb-Aktivistenlager lenkte Johnson & Johnson ein, gestattete die Herstellung von Bedaquilin-Generika in den meisten Ländern und gab irgendwann alle Bemühungen auf, seine Sekundärpatente durchzusetzen. In direkter Folge sank der Preis für Bedaquilin fast über Nacht um mehr als 60 Prozent.

So hat die Arbeit der Medizin, Tb-Organisationen, Tb-Überlebenden und politisch Engagierten in den 1990er-Jahren in Peru dazu geführt, dass Phumeza Tisile Tuberkulose überlebt hat, und Phumezas Arbeit hat dazu geführt, dass der Bedaquilin-Preis gesunken ist, was dazu führt, dass viele andere mit MDR-Tb überleben werden. Diese Aufwärtsspirale hat den Zugang zu wirksamen Therapien weltweit enorm verbessert: In den 1990er-Jahren wurden MDR-Tb-Therapien für zu teuer erklärt, weil sie über 15 000 Dollar pro Patient kosteten. Organisationen wie Partners in Health gelang es bis Ende der 1990er, die Kosten auf 1500 Dollar zu drücken. Dank der Klagen gegen die Patentverlängerung für Bedaquilin ist der Preis weiter gesunken. 2023 zeigte die endTb-Studie (finanziert von Untiaid, Ärzte ohne Grenzen und Partners in Health), dass heute rund 90 Prozent der MDR-Tb-Fälle für etwa 300 Dollar pro Behandlung geheilt werden können, eine Preissenkung von 98 Prozent seit den 1990er-Jahren. Wenn es um Tuberkulosemedikamente geht, schreibt der Historiker Christian McMillen, ist »Kosteneffizienz ein bewegliches Ziel«.

Wir haben noch einen langen Weg vor uns, bis Tb-Therapien vielfältig, bezahlbar und überall verfügbar sind. Dass wir überhaupt so weit gekommen sind, verdanken wir der Initiative von Partners in Health und anderen, die gezeigt haben, dass MDR-Tb auch in armen Ländern heilbar ist, und Leuten wie Phumeza Tisile und Nandita Venkatesan, die MDR-Tb überlebt haben und gegen Patent-Evergreening kämpften.

Trotzdem sind viele MDR-Tb-Medikamente weiterhin sehr teuer, und das nicht, weil sie aus Gold oder Platin bestehen oder weil wir zum Mond fliegen müssten, um sie zu beschaffen. Sie sind einerseits teuer, weil die Preise von Pharmaunternehmen künstlich hochgehalten werden, und andererseits, weil wir Angst haben, dass die Medikamente zu weiteren Antibiotikaresistenzen führen könnten, wenn sie leichter verfügbar wären. Aber wie Carole Mitnick einmal zu mir sagte: »Es ist ein menschengemachtes Problem, das eine menschengemachte Lösung braucht. Wenn Medikamente ein öffentliches Gut wären, würde die Krankheitslast die Prioritäten der Industrie bestimmen, und wir hätten vielfältige Tb-Therapien im Überfluss.« Wir müssen also nicht nur für Reformen innerhalb des Systems kämpfen, sondern auch für bessere Systeme, die in der Gesundheit der Menschen nicht vor allem einen Absatzmarkt sehen, sondern die gemeinsame Priorität unserer Spezies.

Aufwärtsspiralen gibt es natürlich nicht nur im Kampf gegen Tuberkulose. Tb zu überleben heißt nicht nur, dass du andere Tb-Kranke unterstützen kannst. Tb zu überleben heißt, dass du deine Familie unterstützen kannst, dass du Ausbildungsmöglichkeiten wahrnehmen kannst, dass du ein normales Leben führen kannst.

Was uns zurück zu Henry bringt. Obwohl Henry Angst hatte, zu alt zu sein, um den Schulabschluss zu machen, fand er mithilfe von Partners in Health eine weiterführende Schule, die ihn annahm, und machte dort einen glänzenden Abschluss. Er lernte schnell neue Freunde kennen, und die akademische Arbeit machte ihm Spaß. Er holte seine Altersgenossen ein und bekam sogar einen Studienplatz an der Universität von Sierra Leone, einer der renommiertesten Hochschulen des Landes, wo er inzwischen im zweiten Jahr Human Resources & Management studiert. »Bildung ist das Wichtigste«, sagte er einmal zu mir. »Nicht nur für mich, sondern auch für das Land.«

Henry lebte weiter unter schwierigen Bedingungen in Freetown, bis immer mehr Menschen von seiner Geschichte erfuhren. Ein GoFundMe-Konto, das Isatu helfen sollte, ihr Geschäft wieder aufzubauen, hatte bald das ursprüngliche Ziel von 11 000 Dollar übertroffen – es kamen über 60 000 Dollar zur Unterstützung von Henry und Isatu zusammen. Von dem Geld konnten sie ein kleines Haus in Freetown kaufen. Isatu ist einfach nur froh, dass Henry zu Hause ist und sie wieder arbeiten kann. Mit dem GoFundMe-Kapital kaufte sie Waren in größeren Mengen ein, um sie auf dem örtlichen Markt mit einem bescheidenen Gewinn zu verkaufen und damit ihren Lebensunterhalt zu bestreiten und das Geld für den nächsten Großeinkauf zu verdienen.

Ich fand es extrem ermutigend zu sehen, wie all die Spenden für diesen jungen Mann hereinströmten, der von der Gesellschaft so oft vernachlässigt und ignoriert worden war. Diese Großzügigkeit hat mich daran erinnert, dass wir alle zu Außerordentlichem fähig sind, wenn wir von Leid erfahren, das uns ans Herz geht. Wir können so viel füreinander tun und füreinander sein – aber nur, wenn wir uns gegenseitig als Menschen sehen, nicht als Statistik oder Problem – als echte Menschen, die einen Platz in der Welt verdient haben.

Henry schaffte nicht nur die Rückkehr zur Schule; er begann nebenbei, YouTube-Videos zu drehen. Ich bin selbst seit 2007 YouTuber und konnte Henry ein paar Geräte schicken, um seinen eigenen Kanal zu starten, weil ich es wichtig fand, dass die Menschen aus erster Hand von den Herausforderungen, Chancen und Freuden des Lebens in Sierra Leone erfahren. Henry machte sein Smartphone zu einem Fenster in sein Leben in Freetown. Manchmal zeigt er Interviews mit Geschäftsleuten in der Stadt – Betreiber von Copyshops, Leute, die Handyhüllen oder Popcorn verkaufen. Oder er filmt sich und seine Freunde beim Tanzen. Er unterhält auch einen Kanal für Isatu, auf dem sie traditionelle Kochrezepte aus Sierra Leone vorstellt und erklärt, wie sie ihren Laden betreibt.

Seine Videos zeigen die Hürden in seiner Umgebung – Leute, die für einen oder zwei Dollar am Tag mit simplen Werkzeugen Steine oder Holzpaletten zerkleinern, die Herausforderung, bei der hohen Inflation einen Marktstand zu unterhalten und so weiter. Aber er zeigt auch das Glück und den Zusammenhalt in seiner Stadt – Gottesdienste, Geschichten von Jugendlichen, die Widrigkeiten überwinden, und Henrys wunderschöne Gedichte, die von Hoffnung erzählen, ohne kitschig oder sentimental zu sein. Außerdem benutzt er seine Plattform, um Spenden zu sammeln. Er hat bereits Geld für mehrere Trinkwasserbrunnen in Freetown und die lebensrettende Operation eines kleinen Jungen gesammelt.

Seit seiner Genesung ist Henry auch Tb-Aktivist geworden und engagiert sich für Lakka. Häufig dreht er Videos vor Ort und ruft zu mehr internationaler Unterstützung auf. »Das Lakka Hospital entwickelt sich langsam«, stellte er kürzlich in einem Video fest, als er Lakka besuchte und auf die bröckelnden Gebäude und überwucherten Innenhöfe wies. Er war dort, um die Entlassung mehrerer geheilter Patienten zu feiern. Aber er weiß auch, dass hinter dem Krankenhaus ein Gelände beginnt, auf dem ständig neue Gräber ausgehoben werden.

Henry stellt sich gegen die Stigmatisierung der Tuberkulose, indem er als Tb-Überlebender in die Öffentlichkeit tritt und versucht, die Menschen über die Krankheit und über das Lakka Hospital aufzuklären, das immer noch den Ruf eines Orts hat, »an den man zum Sterben geht«. In einem Video sagt er:

»Wisst ihr, Leute, ich bin einer dieser Tb-Patienten. Ich wurde entlassen, und ich bin gesund und stark … Falls ihr Tb habt, könnt ihr auch wieder gesund werden. Lakka ist kein schlechter Ort.« Außerdem ermutigt er andere Tb-Überlebende, »rauszugehen und allen zu predigen, dass Tb geheilt werden kann«.

Was für ein Glück wir haben, dass es Menschen wie Henry gibt. Henrys Leben und Arbeit heute, als Student und Aktivist, zeigen, was alles möglich ist, wenn Menschen eine schwere Krankheit überleben. Er liebt und wird geliebt, von seiner Familie, von Freunden. Er lernt und lehrt. Wir chatten oder telefonieren mehrmals die Woche, um YouTube-Strategien zu entwickeln oder einfach, um über das Leben zu plaudern. Oft taucht Isatu im Hintergrund auf, die Henry aufzieht und mit ihm lacht. Dann sagt sie etwas zu ihm, und Henry übersetzt: »Meine Mutter richtet aus, dass sie immer noch für dich und Sarah und Alice und Henry betet.« Henry ist auch ein Freund und Mentor für meinen Sohn Henry geworden. Sie nennen sich »Namenszwillinge«.

KAPITEL 23
DIE URSACHE UND DIE LÖSUNG

Wir können die Geschichte der Tuberkulose als Geschichte konkurrierender Denkmuster verstehen: Heute betrachten wir Tuberkulose vor allem als biomedizinisches Phänomen – eine Infektion, die von Bakterien ausgelöst wird und von speziellen Medikamenten geheilt werden kann, die dafür entwickelt wurden, diese Bakterien unschädlich zu machen. Andere betrachten Tuberkulose spirituell – eine Krankheit, die von Geistern oder Dämonen ausgelöst wird und durch religiöse Rituale oder geweihte Tinkturen geheilt werden kann. Wieder andere glauben bis heute an einen erblichen Zusammenhang, wie man lange in Europa vermutet hatte, nämlich dass bestimmte Familien oder Persönlichkeitstypen besonders anfällig für die Krankheit sind. Und es gibt Leute, die Tuberkulose als soziologisches Phänomen sehen – als Krankheit, die von Armut und Marginalisierung verursacht wird.

Bei mir ist die biomedizinische Perspektive so stark, dass sie leicht darüber hinwegtäuscht, wie unzureichend Medizin allein sein kann. Ja, Krankheit ist eine Störung, eine Panne oder eine Invasion des Körpers, die von medizinischen Fachkräften mit Medikamenten, chirurgischen Eingriffen und anderen Verfahren behandelt wird. Aber Krankheit ist auch eine Störung und eine Panne unserer gesellschaftlichen Ordnung, eine Invasion der Ungerechtigkeit. Die »sozialen Determinanten der Gesundheit« – Ernährungsunsicherheit, Marginalisierung, Rassismus, Bildungsungleichheit, ungesicherter Zugang zu sauberem Wasser und so weiter – können nicht von der »Gesundheitsversorgung« getrennt betrachtet werden, weil sie wesentlichen Einfluss auf die Gesundheit haben. Wenn sich in Haiti jemand mit Cholera ansteckt, ist die Ursache wirklich das Bakterium *Vibrio cholerae* – oder gehören nicht auch schmutziges Wasser, Armut und die Wiedereinschleppung der Cholera durch Hilfskräfte nach dem Beben von 2010 dazu? Wir können »die Gesundheit« nicht ohne »die sozialen Determinanten der Gesundheit« betrachten, weil wir sonst in Situationen landen, wie sie beim Kampf gegen Tuberkulose ständig vorkommen, zum Beispiel dass Patienten ihre Medizin nicht nehmen können, weil sie nichts zu essen haben.

An diese Verzahnung der Systeme muss ich auch oft im Zusammenhang mit meiner eigenen Gesundheit denken. Als ich neulich durch den Garten schlenderte und in den Nachthimmel hinaufstarrte, trat ich auf einen Nagel, der sich durch meine Schuhsohle drei Zentimeter in meinen Fuß bohrte. Am nächsten Tag fuhr ich mit dem Auto auf einer guten Straße zu einer Arztpraxis wenige Minuten von unserem Haus entfernt und ließ mir eine Tetanus-Boosterimpfung geben, um das ohnehin geringe Risiko auszuräumen, dass ich von dem Missgeschick mit dem Nagel Tetanus bekam. Doch für diese kleine medizinische Vorsichtsmaßnahme mussten viele Systeme ineinandergreifen: Ich brauchte natürlich Zugang zu medizinischer Versorgung, in meinem Fall eine Krankenversicherung, die für grundlegende Vorsorgemaßnahmen wie Impfungen zahlt. Ich musste an einem Ort leben, in dem die Stromversorgung rund um die Uhr gewährleistet ist, weil das Impfserum kühl gelagert werden muss, damit es seine Wirksamkeit behält. Ich brauchte ein System, das zuverlässige

Transportwege und Liefernetzwerke unterhält, nicht nur für die Spritze und das Serum, sondern auch für die Handschuhe der Schwester, die mir die Spritze gab, und so weiter. Und ich musste an einem Ort leben, dessen Bildungssystem gut genug ist, um Pflegepersonal und Ärztinnen und Ärzte hervorzubringen. Ich brauchte also nicht nur die Tetanusspritze, sondern eine ganze Reihe stabiler Systeme, die perfekt ineinandergreifen – ein Kunststück, das in unserer Welt des Überflusses eigentlich selbstverständlich sein sollte und doch ein Luxus ist.

Einmal stellte ich dem Tuberkulosearzt KJ Seung die Frage: »Wie viele der 1 300 000 Menschen, die in diesem Jahr an Tuberkulose sterben werden, würden überleben, wenn sie den gleichen Zugang zu einer adäquaten Gesundheitsversorgung hätten wie ich?« Auch wenn Tuberkulose heute häufig heilbar ist, handelt es sich immer noch um eine komplizierte Krankheit, vor allem wenn sie gegen mehrere Medikamente resistent ist. Selbst in reichen Ländern sterben Menschen an Tuberkulose, wenn auch selten – in den USA wahrscheinlich 500 Tb-Kranke dieses Jahr. In Japan über 1000.

»Wie viele sterben würden, wenn alle Zugang zu einer guten Gesundheitsversorgung hätten?«, fragte er zurück und schien verwirrt.

»Ja«, sagte ich.

»Keiner. Null. Null Menschen müssten an Tb sterben.«

Es ist schwer vorstellbar, dass Tuberkulose ganz verschwindet. Die Krankheit hat viele Erregerreservoire in Tieren, und weil ein Viertel aller lebenden Menschen bereits mit Tb infiziert ist, bleibt die totale Eliminierung der Tuberkulose ein Wunschtraum. Aber wir könnten in einer Welt leben, in der niemand an Tb sterben muss. Die Entscheidung für diese

Welt hätte ihren Preis, wie alle Entscheidungen. Wir müssten unsere Systeme reformieren, damit sowohl Arme wie Reiche darin Platz hätten, und anbieten, was Befreiungstheologen »die Option für die Armen« nennen. Wir müssten nicht nur die Gesundheitssysteme, sondern die sozialen Determinanten für die Gesundheit verbessern – sichere Wohnstätten und angemessene Ernährung, zuverlässiger öffentlicher Transport und so weiter. Aber all das ist möglich – es ist an vielen Orten heute schon Realität, was der Grund dafür ist, dass Tb in den reichen Ländern selten geworden ist und noch seltener wäre, wenn alle den gleichen Zugang zu guter Gesundheitsversorgung hätten.

Und aus diesen Gründen bin ich der Meinung, dass Tuberkulose im 21. Jahrhundert nicht wirklich von Bakterien verursacht wird, die wir unschädlich machen können. Tuberkulose im 21. Jahrhundert wird von den sozialen Determinanten der Gesundheit verursacht, die im Wesentlichen auf die menschengemachten Systeme zur Förderung und Verteilung von Rohstoffen zurückgehen. Die eigentliche Ursache der Tuberkulose heute sind, in Ermangelung eines besseren Ausdrucks: wir.

Das ist die schlechte Nachricht. Aber das ist auch die gute Nachricht. 1804 konnte James Watt nichts tun, um seinen Sohn Gregory zu retten. 1930 konnte mein Urgroßvater Charles Goodrich nichts tun, um seinen Sohn Stokes zu retten. Aber in dieser Welt leben wir heute nicht mehr, dank der Forschung und der Verbreitung des Wissens über die Krankheit und ihrer Behandlungsmethoden. Und damit hat eine seltsame Ära der Menschheitsgeschichte begonnen: Eine vermeidbare, heilbare Infektionskrankheit bleibt eine unserer tödlichsten. Das ist die Welt, für die wir uns zurzeit entscheiden.

Aber wir können uns auch für eine andere Welt entscheiden. Und wir werden uns für eine andere Welt entscheiden. Denn in einer Generation wird die Welt eine andere sein. Die Frage ist nur, ob wir mit Dankbarkeit auf die Aufwärtsspiralen zurückblicken oder mit Grauen auf die Abwärtsspiralen, die dahingeführt haben.

Tb-Aktivistenorganisationen und Forscherteams haben einen umfassenden Plan entwickelt – und ja, natürlich hat er eine Abkürzung: STP (»Search, Treat, Prevent« – suchen, behandeln, vorbeugen). Die STP-Initiative schickt Gesundheitsbeauftragte auf der ganzen Welt von Haus zu Haus, um Tb-Fälle zu identifizieren und zu diagnostizieren, bevor die Krankheit so weit fortgeschritten ist, dass der Kranke ins Krankenhaus eingeliefert werden muss. Von den Infizierten erhalten die meisten eine viermonatige Antibiotikabehandlung, und der kleine Teil mit MDR-Tb erhält eine sechsmonatige Therapie mit den individuell angepassten Medikamenten. Außerdem sieht der Plan vor, Infektionsketten zu verhindern, indem allen Mitgliedern des Haushalts eine einmonatige Vorbeugungstherapie angeboten wird. Würden wir 25 Milliarden Dollar pro Jahr in dieses umfassende Programm investieren, könnten wir Tuberkulose so gut wie ausrotten. Auf lange Sicht würden wir sehr viel Geld sparen – über 40 Dollar für jeden der 25 Milliarden. Der Rückgang der Tuberkulosezahlen würde zu deutlich geringeren Behandlungskosten in der Zukunft führen.

Den Erfolg von STP-Programmen haben wir in kleinen Regionen von Karachi bis Lesotho schon gesehen. In ein paar Jahren könnten wir STP-Programme in ausgewählten Ländern einführen, um ihre Wirksamkeit und Effizienz auch in größerem Maßstab nachzuweisen, und schließlich zu weltweiten Programmen übergehen. In Kombination mit besseren Impfstoffen und neuen Behandlungsansätzen würden wir bald das Ende der Tuberkulose sehen oder wenigstens das Ende ihrer langen Schreckensherrschaft als »Hauptmann aller Todesbringer«. Das wäre eine mögliche Zukunft der Tuberkulose.

Aber es gibt auch andere Szenarien. Genauso wahrscheinlich wäre, dass Tuberkulose ein weiteres Jahrhundert oder Jahrtausend lang jedes Jahr über eine Million Menschen dahinrafft. Und ja, wenn wir weiterhin zu wenig in die Forschung und Behandlung von Tb investieren, können wir uns auch eine Zukunft vorstellen, in der eines Tages ein hyperresistenter Stamm auftaucht, der sich rasend schnell in der ganzen Welt ausbreitet, wie es in der Vergangenheit regelmäßig geschehen ist, und wir landen wieder in der Zeit, als Tuberkulose Reiche wie Arme gleichermaßen tötete, wenn auch nicht gerecht verteilt.

Wir können Tuberkulose nicht allein mit Impfstoffen und Antibiotika bekämpfen. Wir können sie nicht allein mit groß angelegten STP-Programmen bekämpfen. Wir müssen auch die tiefere Ursache der Tuberkulose in Angriff nehmen, nämlich die Ungerechtigkeit. In einer Welt, in der alle genug zu essen und Zugang zur Gesundheitsversorgung haben und wie Menschen behandelt werden, hat Tuberkulose keine Chance. Am Ende sind wir die Ursache.

Wir müssen auch die Lösung sein.

NACHWORT

Bevor ich nur noch an Tuberkulose denken konnte, hatte ich einen ganz anderen Beruf. Ich schrieb Romane wie *Eine wie Alaska* und *Margos Spuren*, in denen es meistens um Trauer und Vergebung ging und darum, was für ein Bild wir uns voneinander machen. Meine Figuren erlebten die erste Liebe und den x-ten Liebeskummer. Dann schrieb ich *Das Schicksal ist ein mieser Verräter*, das seltsamerweise ein riesiger Bestseller wurde. Als Folge der Verbreitung dieses Buchs und der großen Community, die sich um Hanks und meinen YouTube-Blog gebildet hat, hielt ich plötzlich ein extrem lautes, launisches Megafon in der Hand. Dieses Megafon hängt stark von Algorithmen ab, sodass ich nie genau weiß, wann und was von dem, was ich sage, wie laut hinausposaunt wird und ob ich die Leute erreiche, die ich erreichen will, oder vollkommen andere.

Und das Megafon hat noch andere Risiken: Wenn zu viel von dem, was du sagst, verstärkt wird, können andere wichtige Stimmen leicht übertönt werden. Außerdem tut die Lautstärke manchen Leuten in den Ohren weh. Du willst einfach nur etwas sagen, und die anderen empfinden es als Schreien. Ich habe versucht, das Megafon mit Bedacht zu verwenden, und bin oft gescheitert. Eine Weile habe ich versucht, das Megafon ganz loszuwerden. Aber das Megafon ist offenbar Teil meines Jobs, und ich liebe meinen Job, und irgendwann habe ich eine sinnvolle Verwendung dafür gefunden.

Auf die Bitten aus dem Teil meines Freundeskreises, der für Ärzte ohne Grenzen, Treatment Action Group und Partners in Health arbeitet, begann ich, über die Tuberkulosekrise zu sprechen und wie wichtig es ist, die Barrieren der Diagnostik und Therapie abzubauen. Gemeinsam mit Tausenden von Tb-Kämpferinnen und -Kämpfern auf der ganzen Welt haben wir uns vor dem amerikanischen Kongress für das Gesetz »End Tb Now« (»Tb jetzt beenden«) eingesetzt und auf mehr Geld für Tuberkuloseinitiativen in Ländern mit niedrigen und mittleren Einkommen gedrängt. Wir sind auf die Barrikaden gegangen, um zu verhindern, dass Arzneimittelhersteller ihre Patente auf wichtige Tb-Medikamente über Umwege verlängern, und um den Danaher-Konzern zu überzeugen, die Preise seiner Tests zu senken. In einigen Fällen hatten wir Erfolg – Danaher hat den Preis des Standard-Tb-Tests gesenkt –, aber es gab auch viele Rückschläge.

Hätte man mir, als *Das Schicksal ist ein mieser Verräter* herauskam, gesagt, dass ich zehn Jahre später über fast nichts anderes mehr nachdenken und schreiben würde als über Tuberkulose, hätte ich wahrscheinlich gefragt: »Ist das immer noch ein Ding?« Doch dann bin ich 2019 Henry Reider begegnet, und es ist nur ihm zu verdanken, dass dieses Buch existiert und dass ich hoffentlich eine gute Verwendung für das seltsame Megafon gefunden habe, das mir durch reines Glück in die Hände gefallen ist. Tuberkulose ist in den letzten fünf Jahren zum Ordnungsprinzip meines beruflichen Lebens geworden. Es ist schön, etwas zu haben, woran ich denke, wenn ich abends einschlafe, mir morgens die Zähne putze oder einen Waldspaziergang mache – und das, woran ich meistens denke, ist Tuberkulose. Ich denke an die seltsame Tatsache, dass wir die Tuberkulosepandemie beenden könnten, aber es noch nicht getan haben. Ich denke an die Menschen mit Tb, die ich kennengelernt habe, und dass viele von ihnen nicht mehr hier sind. Ich denke an Shreya Tripathi, die meinen Roman las, als ich noch nicht wusste, dass Tuberkulose immer noch ein Ding ist. Ich denke: Was wäre, wenn ich mein Megafon damals sinnvoller benutzt hätte? Ich denke: Benutze ich es jetzt richtig? Ich denke an die Pflegekräfte und die Patientinnen und Patienten, die kein Megafon haben und sich so oft wie Rufer in der Wüste fühlen.

Auf vielen Ebenen hat die Tuberkuloseversorgung noch nie so vielversprechend ausgesehen wie heute. Sehr gute Impfstoffkandidaten sind (mit großer Verspätung) in der Spätphase der Erprobung, und es zeichnen sich kürzere Präventivtherapien ab. Mithilfe von künstlicher Intelligenz ermöglichen mobile digitale Röntgengeräte raschere Diagnosen. Ein schneller, günstiger, zuverlässiger Abstrichtest ist hoffentlich auf dem Weg. Neue Antibiotika werden getestet. Technische Innovationen verbessern die Behandlungsergebnisse. Zum Beispiel haben Melino Ndayizigiye und sein Team von Partners in Health in Lesotho die App Tb-Hunters entwickelt, die Infektionen und Ausbrüche in den benachbarten Dörfern trackt. Aber all diese neuen Instrumente können nur helfen, wenn wir sie durch den offenen Austausch von Wissen und Technologie allgemein verfügbar machen.

Die Ärztin und Infektionsspezialistin Jen Furin schrieb mir neulich von dem wachsenden Problem Bedaquilin-resistenter Tuberkulosestämme. Tb lernt früher oder später immer, sich den Waffen, mit der wir sie bekämpfen, anzupassen – deshalb ist es so wichtig, dass wir weiter in die Entwicklung neuer Wirkstoffe investieren. Würde ich mich mit Bedaquilin-resistenter Tuberkulose infizieren, wäre es zwar nicht leicht, gesund zu werden, aber mit einer speziell auf mich abgestimmten Therapie und dem Zugang zu den neuesten Antibiotika würde ich wahrscheinlich überleben. Bei Jen Furins Patientenstamm führt Bedaquilin-resistente Tb fast immer zum Tod. »Es gibt zu wenig Optionen«, schrieb sie mir, »und kein Härtefallprogramm, das neue Medikamente zur Verfügung stellt.« Das ist die erschütternde, herzbrechende Ungerechtigkeit einer Tuberkuloseinfektion im 21. Jahrhundert: Wenn du reich bist, überlebst du. Wenn nicht, kannst du nur auf dein Glück hoffen.

Es hört sich komisch an zu sagen, dass mein Freund Henry Glück hatte, denn so viele historische Kräfte haben gegen ihn gespielt und ihn, seine Familie und sein Land in Armut gestürzt. Aber er hatte wirklich Glück. Sein Freund Thompson, dessen Leben genauso viel wert war wie Henrys und wie dein Leben oder mein Leben, hat nicht überlebt. Henrys Zimmergenosse im Connaught Hospital hat nicht überlebt. Henry ist aus irgendwelchen Gründen noch da.

Mein Problem bei Statistiken ist, dass ich nicht begreifen kann, was es bedeutet, 1 300 000 Menschen pro Jahr an eine heilbare Krankheit zu verlieren. Das sind mehr als 100 000 Menschen im Monat. Wie soll ich mir das vorstellen? Ich saß schon mal mit 100 000 Menschen im Stadion, aber ich kannte nicht jede ihrer Familien. Ich wusste nichts von den Menschen, die sie liebten, von ihrem Kummer, ihren Bürden und Freiheiten, ihrer Zerbrechlichkeit und ihrer inneren Stärke. Ich kann mir einfach nicht vorstellen, wer 1 300 000 Menschen sind.

Aber ich kann mir – ansatzweise – vorstellen, wer Henry ist. Wir telefonieren ständig. Er nennt mich gerne »Dad« und erklärt mir, dass »Dad« in Sierra Leone ein Titel ist, mit dem man geboren wird oder den man sich verdient.

Im Studium ist er so fleißig. Wenn er Malaria bekommt, wie zuletzt 2024, wird er kränker als die meisten, weil seine

Lunge geschädigt ist, aber er lernt trotzdem weiter. Letztes Jahr wurde er an seinem College zum besten TikToker gekürt. Bei der Preisverleihung trug er einen Anzug und brachte seine Mutter mit. Er ist stolz auf das kleine Haus, in dem er mit ihr wohnt, aber er wünschte, er könnte sich Kunst für die Wände leisten. Sein Lächeln ist breit und strahlend. Henry gehört zu den jungen Leuten, die lieber ein Wort pro Nachricht schreiben als alles auf einmal. »Dad«, schickt er ab. Und dann: »Hallo.« Und dann: »Wie geht es meinem Namenszwilling?«

Er freut sich sehr, wenn dieses Buch herauskommt. Er will, dass alle von seinem YouTube-Kanal erfahren, den du unter dieser Adresse findest: https://www.youtube.com/@Tuberculosis-l1jSurvivorHenry/.

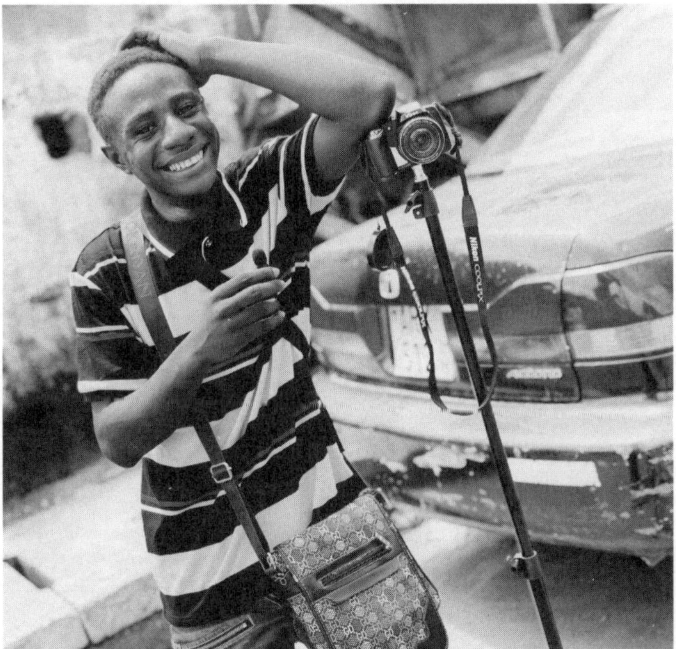

Henry ist ein Mensch, genau wie du ein Mensch bist. Denk einmal kurz über dich nach – denk an alles, was du überstanden hast, alles, was du überlebt hast. Denk an alle Leute, die dich bis heute gern gehabt haben. Denk daran, wie schwer die Schule ist oder war und welches Glück du hattest, den Leuten zu begegnen, die du magst oder liebst und die dich mögen oder lieben. Denk daran, wie besonders und kostbar die Menschen sind und wie viele davon dir am Herzen liegen. Und dann versuch, diese Gedanken mit 1 300 000 zu multiplizieren.

Deswegen müssen wir zusammenarbeiten und der Tuberkulose und allen anderen Krankheiten der Ungerechtigkeit endlich ein Ende setzen.

DANKSAGUNGEN

Zuallererst habe ich Henry und Isatu Reider zu danken, die ihre Zeit und ihre Geschichten so großzügig mit mir geteilt haben. Ich danke ihnen für ihre Freundschaft, für ihren Rat und die vielen Male, die wir zusammen gelacht haben. Die Liste der Menschen in Sierra Leone, die mir geholfen haben, würde ein ganzes Buch füllen, aber besonders danke ich Dr. Girum Tefera, Dr. Bailor Barrie, Jon Lascher, Ashley Kappeler, Dr. Micheal Mazzi, Isata Dumbuya und Sierra Leones Gesundheitsminister Dr. Austin Demby für ihr Wissen und ihre Offenheit.

Zum größten Glück beim Schreiben dieses Buchs gehören die Freundschaften, die daraus hervorgegangen sind, insbesondere mit Dr. Carole Mitnick von der Harvard Medical School. Carole hat mich während der ganzen Zeit geduldig über Tuberkulose und die Systeme im Hintergrund aufgeklärt und mich gleichzeitig zu diesem Buch ermutigt. Als ich anfing, mich mit Tuberkulose zu beschäftigen, stellten mir Carole und ihr Team viele weitere Expertinnen und Experten vor, von denen ich lernen durfte – darunter Dr. Jennifer Furin, Christophe Perrin, Salmaan Keshavjee, KJ Seung, Mercedes Becerra, Lucica Ditiu, Atul Gawande und viele andere. Alle haben mich mit großer Liebenswürdigkeit und Begeisterung in ihrem Fach willkommen geheißen.

Ich danke den Tb-Überlebenden, die ich kennenlernen und von denen ich lernen durfte, besonders Phumeza Tisile und Handaa Enkh-Amgalan. Tb-Überlebende und soziale Bewegungen sind das Herz der Anti-Tb-Bewegung, und ihr Mut, sich trotz des Stigmas für andere Tuberkulosekranke einzusetzen, inspiriert mich zutiefst. Mein Dank gilt auch Shreya Tripathi, ohne deren Engagement Henry vielleicht nicht mehr hier wäre – und ich dieses Buch vielleicht nicht geschrieben hätte.

Ich danke meiner Verlegerin Julie Strauss-Gabel, die, als sie 2003 meinen ersten Jugendroman herausgab, wohl nicht ahnte, dass ich sie eines Tages zwingen würde, Tuberkuloseexpertin zu werden. Bei Penguin Random House, meinem Verlag seit nunmehr 20 Jahren, danke ich Elyse Marshall, Kaitlin Kneafsey, Anna Booth, Rob Farren, Natalie Vielkind, Grace Han, Vanessa Robles, Jen Loja, Helen Boomer und Kim Ryan. Dank auch an meine unbeugsame Agentin Jodi Reamer. Dieses Buch wurde von Will Fraker unermüdlich auf Fakten überprüft, und ich bin auch allen frühen Leserinnen und Lesern (insbesondere KJ Seung, Carole Mitnick und Jen Furin) enorm dankbar. Alle Fehler sind allein meine.

Ein paar Passagen dieses Buches stammen aus einem Video, das wir mit unserer Produktionsfirma Complexly gedreht haben und zu dem Karim Hajj, Meghan Modafferi und Stan Muller wichtige Beiträge geleistet haben. Rosianna Halse Rojas hat jede Version gelesen. Heather South, die leitende Archivarin der Western Regional Archives of North Carolina, half mir, die Geheimnisse meines Großonkels Stokes zu lüften. Dr. Andy Bridge hat mir hilfreiche historische Texte zur Verfügung gestellt.

Bei Partners in Health danke ich Ophelia Dahl und Amy Huizing, die mit mir 2023 nach Sierra Leone gereist sind, und Gabi Palmi, Leslie Friday, Garrett Wilkinson, Jim Kim, Joia Mukherjee, Todd McCormack, Lindsay Palazuelos, Sheila Davis, Max und Deb Stone und der ganze PIH-Familie. Irgendwie ist dieses ganze Buch auch eine Liebeserklärung an unseren verstorbenen Freund Paul Farmer, der uns den Weg gezeigt hat.

Ich danke auch allen anderen Organisationen, die sich im Kampf gegen Tb engagieren und mich mit ihrer Leidenschaft angesteckt haben, besonders Stijn Deborggraeve, Saloni Fruehauf und Shailly Gupta von Ärzte ohne Grenzen und Lindsay McKenna, Mike Frick und David Branigan von der Treatment Action Group. Außerdem danke ich den vielen anderen Autorinnen und Autoren, die meine Faszination für Tb teilen, insbesondere Maria Smilios und Vidya Krishnan.

Für die Hilfe beim Thema Mode und Gesundheit danke ich Nicole Rudolph und besonders Abby Cox, die mich zu sich nach Hause eingeladen hat, um mir ihre Sammlung von Miederwaren aus dem 18. und 19. Jahrhundert zu zeigen.

Danke auch an meine Familie. Vieles in diesem Buch entstand aus langen Gesprächen mit Freunden, darunter Chris und Marina Waters. Ich danke meinem Bruder Hank, der mir eingeschärft hat, ich dürfe mich von seinem Krebs nicht von meinem Tuberkuloseaktivismus abhalten lassen: Ich liebe dich und bin unendlich dankbar für das Privileg, der Schweif deines unglaublichen Kometen zu sein. Danke an meine Eltern Sydney und Mike Green, die uns während dieses Projekts unterstützt haben. Danke an meine wunderbaren Schwiegereltern Connie und Marshall Urist. Ich danke meinen Kindern Alice und Henry, die außerordentliche Geduld bewiesen und nur gelegentlich mit den Augen gerollt haben, wenn ihr Dad alles in ihrem Leben mit Tuberkulose in Verbindung brachte. Dieses Buch gäbe es nicht ohne die Unterstützung und die redaktionelle Leitung von Sarah Urist Green, meiner ersten Leserin, meinem Lieblingsmenschen und meiner Partnerin auf dem Weg zum Verständnis von gesundheitlicher Ungleichheit und Tuberkulose.

Zum Schluss danke ich unserer Online-Community Nerdfighteria, insbesondere den Tb-Fighters, deren kollektives Engagement den Preis von Tb-Behandlungen und Diagnostik gesenkt hat und die mich an schwierigen Tagen daran erinnern, was die Menschheit sein kann, wenn wir in echter Solidarität zusammenarbeiten. Ihr seid wahrhaft aus Awesome gemacht.

LITERATURHINWEISE

Als ich anfing, über Tuberkulose zu lesen und zu schreiben, hatte ich das große Glück, Vidya Krishnans brillantes und spannendes Buch *Phantom Plague – How Tuberculosis Shaped History* (»Die Phantomplage – Wie Tuberkulose die Geschichte prägte«) zu entdecken, das ich jedem empfehle, der mehr über Tuberkulose und ihre unendlichen Verstrickungen mit unserer Geschichte und Gegenwart erfahren möchte. Und dann hatte ich das große Glück, Vidya kennenzulernen und mich ihr beim Kampf für bessere Tuberkulosediagnostik und -therapien anschließen zu können.

Die gründlichste Geschichte der Tuberkulose, die ich kenne, ist René und Jean Dubos' *The White Plague: Tuberculosis, Man and Society* (»Die Weiße Plage: Tuberkulose, Mensch und Gesellschaft«) von 1952. Obwohl beim Erscheinen des Buchs die Ära der Antibiotika gerade erst anbrach, ist es bis heute eine faszinierende Lektüre.

Für die Sicht einer Betroffenen empfehle ich Handaa Enkh-Amgalans *Stigmatized: A Mongolian Girl's Journey from Stigma & Illness to Empowerment* (»Stigmatisiert: Die Reise einer jungen Mongolin von Stigma & Krankheit zu Empowerment«), eine bewegende Geschichte vom Überleben, dic glcich zeitig Handaas Weg aus der Mongolei zu ihrer Arbeit in der globalen Menschenrechts- und Flüchtlingshilfe nachzeichnet.

Wunderschön ist auch Maria Smilios' *The Black Angels: The Untold Story of the Nurses Who Helped Cure Tuberculosis* (»Schwarze Engel: Die unerzählte Geschichte der Krankenschwestern, die halfen, Tuberkulose zu heilen«) vom Leben in den Sanatorien und den erstaunlichen Leistungen Schwarzer amerikanischer Krankenschwestern, die halfen, die Tb-Therapie durchzusetzen.

Wer mehr über Mikroben und ihren Einfluss auf die Geschichte wissen will, dem empfehle ich Frank M. Snowdens *Epidemics and Society: From the Black Death to the Present* (»Epidemien und Gesellschaft: Vom Schwarzen Tod bis zur Gegenwart«), wo ich von der Romantisierung der Schwindsucht erfahren habe. In dem Buch geht es um alles, von der Pest bis zur AIDS-Pandemie, und ich nehme es immer wieder zur Hand.

Wer mehr über die Geschichte Sierra Leones erfahren will, sollte Joe A. D. Alies *A New History of Sierra Leone* lesen, die Geschichte des Landes von einem Insider erzählt.

Viele der demografischen Zahlen, die ich zitiere – Lebenserwartung, Armutsraten etc. – stammen aus dem unverzichtbaren Online-Tool »Our World in Data«, zu finden unter http://ourworldindata.org. Die Arbeit, die OWiD leistet, hat dieses Buch enorm bereichert. Außerdem stütze ich mich auf Statistiken der WHO, die von einer Vielzahl von Statistikern und Epidemiologen gesammelt werden. Die jährlichen »Global Tb Reports« sind für Zahlennerds besonders hilfreich.

Unverzichtbar zum Verständnis von Tuberkulose und den sozialen Determinanten der Gesundheit ist Paul Farmers Aufsatz »Social Scientists and the New Tb« (»Sozialforschung und die neue Tb«). Du findest ihn online oder in seinem 1999 erschienenen Buch *Infections and Inequalities: The Modern Plagues* (»Infektionen und Ungleichheiten: Die modernen Seuchen«).

Zur Ära der Sanatorien empfehle ich zwei autobiografische Bücher: *The Baby's Cross: A Tuberculosis Survivor's Memoir* (»Das Kreuz des Babys: Erinnerungen einer Tuberkulose-Überlebenden«) von C. Gale Perkins, das hier ausgiebig zitiert wird, und *A Child of Sanitariums: A Memoir of Tuberculosis Survival and Lifelong Disability* (»Ein Kind des Sanitariums: Erinnerungen an Tuberkuloseheilung und lebenslange Invalidität«) von Gloria Paris. Beide sind erschütternde Insiderberichte von einem Leben an der Grenze zwischen einer unheilbaren und heilbaren Krankheit. Sehr gern gelesen habe ich auch *Well Diary … I Have Tuberculosis: Researching a Teenager's 1918 Sanatorium Experience* (»Liebes Tagesbuch … ich habe Tuberkulose: auf den Spuren eines Teenagers im Sanatorium 1918«) von Shirley Morgan, die Aufbereitung des Sanatoriumstagebuchs Evelyn Bellaks.

Beim Verständnis der Tuberkulose-Ära am meisten geholfen hat mir Sheila M. Rothmans brillantes Buch *Living in the Shadow of Death: Tuberculosis and the Social Experience of Illness in American History* (»Leben im Schatten des Todes: Tuberkulose und die gesellschaftliche Erfahrung von Krankheit in der US-amerikanischen Geschichte«). Trotz des langen Untertitels ist Rothmans Geschichte nicht nur informativ, sondern eine packende Lektüre.

Die Rivalität zwischen Louis Pasteur und Robert Koch und ihren jeweiligen Nationen beschreibt das wunderbar erzählte und gründlich recherchierte Buch *The Remedy: Robert Koch, Arthur Conan Doyle, and the Quest to Cure Tuberculosis* (»Das Serum: Robert Koch, Arthur Conan Doyle und die Suche nach dem Heilmittel für Tuberkulose«) des Medizinjournalisten Thomas Goetz.

Um mehr über die Beziehung zwischen Schwindsucht und Mode zu erfahren, empfehle ich Carolyn A. Days *Consumptive Chic: A History of Beauty, Fashion, and Disease* (»Schwindsucht-Schick: Eine Geschichte von Schönheit, Mode und Krankheit«) und die Video-Essays zweier Modehistorikerinnen auf You-

Tube: Nicole Rudolph (https://www.youtube.com/@Nicole-Rudolph) und Abby Cox (https://www.youtube.com/@Abby-Cox).

Meinen Einblick in die Medizin des 18. Jahrhunderts und das damalige Arzt/Patientinnenverhältnis verdanke ich Barbara Dudens wunderbarem Buch *Die Frau unter der Haut – Ein Eisenacher Arzt und seine Patientinnen um 1730*, ein Muss, wenn man sich für Medizingeschichte interessiert, oder einfach nur eine aufrüttelnde Lektüre.

Zum Verständnis von New Mexicos Geschichte im Zusammenhang mit der Schwindsucht empfehle ich Nancy Owen Lewis' *Chasing the Cure in New Mexico: Tuberculosis and the Quest for Health* (»Auf der Jagd nach der Heilung: Tuberkulose und das Streben nach Gesundheit«).

Für einen näheren Blick auf die Beziehung zwischen Tb und HIV, neben vielen anderen faszinierenden Erkenntnissen, empfehle ich *Discovering Tuberculosis: A Global History, 1900 to the Present* (»Entdeckung der Tuberkulose: Eine globale Geschichte von 1900 bis heute«) von Christian W. McMillen.

Um zu erfahren, wie wir uns in den letzten Jahrhunderten einen guten Tod vorgestellt haben, habe ich Philippe Aries' *Geschichte des Todes* (»L'homme devant la mort«) gelesen, das mir sehr gefallen hat.

Zur weltweiten Gesundheit und den Ungerechtigkeiten, die in unseren derzeitigen Systemen der Verteilung von Gesundheitsressourcen angelegt sind, empfehle ich Dr. Joia Mukherjees *An Introduction to Global Health Delivery: Practice, Equity, Human Rights* (»Einführung in das globale Gesundheitswesen: Praxis, Gleichheit, Menschenrechte«).

Mehr über die Geschichte von Partners in Health und ihre Arbeit bei der Bekämpfung resistenter Tuberkulose findest du in *Mountains Beyond Mountains: The Quest of Dr. Paul Farmer, a Man Who Would Cure the World* (»Berge hinter Bergen: Die Mission von Dr. Paul Farmer, der vorhatte, die Welt zu heilen«) von Tracy Kidder, eins der wichtigsten und bewegendsten Bücher, die ich je gelesen habe.

ANMERKUNGEN

1 Dank der Investitionen des Gesundheitsministeriums von Sierra Leone in enger Partnerschaft mit anderen Organisationen ist die Müttersterblichkeit in den fünf Jahren nach unserer Reise um über die Hälfte zurückgegangen, ein gutes Beispiel dafür, dass gesundheitliche Ungleichheit nicht unabänderlich ist.
2 Stetson hatte noch ein langes Leben vor sich und verdiente ein Vermögen, das er Schulen, Universitäten, Obdachlosenheimen und Suppenküchen spendete.
3 Ein interessanter Gedanke im Zusammenhang mit dem amerikanischen Freiheitsversprechen, dass Schwarze, die für die Briten kämpften, eher freie Bürger wurden als Schwarze, die für die amerikanische Unabhängigkeit kämpften.
4 Korruption trägt sicherlich zur Armut in Sierra Leone bei, aber 1. unfähige Beamte gibt es in den Regierungen aller Länder, und 2. während Korruption auf der ganzen Welt ein Problem ist, fehlt in Sierra Leone einfach das Geld, um ein funktionierendes Gesundheitswesen aufzubauen. Länder wie Deutschland und Großbritannien geben rund zwölf Prozent des Bruttoinlandsprodukts (BIP) für die Gesundheit aus. In Sierra Leone ist das BIP so niedrig, dass zwölf Prozent etwa 60 Dollar pro Kopf entsprechen würden, was nicht einmal für zwei Monate meiner Escitalopram-Tabletten reicht, geschweige denn für eine funktionierende Gesundheitsversorgung.
5 Etwa 70 Prozent der Mende in Sierra Leone sind Moslems, aber religionsübergreifende Gemeinden und Ehen sind häufig. Isatu und ihre Familie sind evangelikale Christen.
6 Wahrscheinlich wurde die Krankheit von Robben aus Afroeurasien nach Amerika gebracht.
7 Zum Vergleich: Eine mit Grippe infizierte Person steckt im Durchschnitt 1 bis 2 weitere Personen an. Bei Covid-19 sind es 1,4 bis 2,4.
8 Ein Tuberkel bezeichnet eine knotige Schwellung. Auch die Knolle einer Kartoffel ist ein Tuberkel.
9 Es ist kein Zufall, dass Sir Arthur Conan Doyle, der den logisch ermittelnden Detektiv Sherlock Holmes erfand, Arzt und Tuberkulose-Forscher war, wie wir später noch sehen.

10 Anfang der 2000er, als Henry krank wurde, wurde Tb in Sierra Leone in der Regel durch Abstrichmikroskopie diagnostiziert – ein Spucketropfen wird durch das Mikroskop auf stäbchenförmige Tb-Bakterien untersucht. Leider werden bei diesem Test rund die Hälfte der Tb-Fälle übersehen; vor allem bei kleinen Kindern ist Tb durchs Mikroskop schwer feststellbar. Noch unerfreulicher ist, dass die mikroskopische Untersuchung im Jahr 2024 immer noch Standard ist – und immer noch genauso unzuverlässig.

11 RIPE ist die Abkürzung aus den Anfangsbuchstaben der vier Wirkstoffe, die zur international üblichen Standard- oder Erstlinientherapie gehören.

12 Während Ebola oft als Todesurteil dargestellt wird, haben in den USA über 75 Prozent der Menschen, die wegen Ebola behandelt wurden, überlebt.

13 Und die Romantisierung der Phthisis war nicht auf den Westen beschränkt, wie wir noch sehen werden.

14 Ein japanischer Haiku besteht normalerweise aus drei Zeilen à 5–7–5 Silben. Bei dieser deutschen Übersetzung wurde die Form zugunsten des Inhalts vernachlässigt.

15 Belladonna hatte auch andere medizinische Anwendungen – es wurde lange Zeit von Augenärzten verwendet, um die Pupillen für Augenuntersuchungen zu erweitern.

16 Als ich in Sierra Leone einen alten Bekannten traf, den ich fünf Jahre nicht gesehen hatte, sagte er anerkennend: »Sieh nur, wie dick du geworden bist!« – »Na ja, ein bisschen«, antwortete ich peinlich berührt. »Nein, im Ernst«, ermutigte er mich und tätschelte mir den Bauch. »Richtig dick!«

17 Die Ätiologie der Tuberkulose. (Nach einem in der Physiologischen Gesellschaft zu Berlin am 24. März 1882 gehaltenen Vortrage.) Von Dr. R. Koch, Regierungsrat im Kaiserl. Gesundheitsamt.

18 Er dankte Emma für ihr großzügiges Geschenk, indem er eine langjährige Affäre mit einem Teenager namens Hedwig anfing. Am Ende verließ er Emma und heiratete Hedwig, was seinem gnadenlosen Ehrgeiz und Egoismus entsprach. Aber das war in den 1890er-Jahren – als Koch längst berühmt, reich, mächtig und in Ungnade gefallen war.

19 Das Wort »rassifiziert« beschreibt künstliche soziale Prozesse, die rassistische Hierarchien und Diskriminierung in der Gesellschaft aufrechterhalten.

20 Manche Mikrobiome stehen auch in Zusammenhang mit dem Heiß-

hunger auf bestimmte Lebensmittel – wenn du unbändige Lust auf Kohlenhydrate, Proteine oder sonst etwas hast, kann es sein, dass es in Wirklichkeit deine Bakterien sind, die Hunger darauf haben.

21 Der als Adirondack Chair bekannte berühmte Liegestuhl aus Holzlatten wurde für Tb-Patienten erfunden, damit sie sich auf Terrassen und Balkonen ausruhen konnten, ohne dass ihre Betten nach draußen geschoben werden mussten.

22 Heute wird Kuhmilch pasteurisiert, um das Risiko von Rinder-Tb auszuschließen – Robert Koch wäre wahrscheinlich enttäuscht, wenn er wüsste, dass wir das Verfahren »pasteurisieren« und nicht »kochisieren« nennen.

23 Bei Ausbrüchen von Infektionskrankheiten ist Kontrolle lebenswichtig, aber die Bemühungen sind umsonst, wenn der Kontrolle die Pflege geopfert wird. Viele Tb-Überlebende haben mir von erniedrigenden Verfahren bei der Medikamentenausgabe berichtet. Ich habe öfter gehört, dass sich Patienten in eine Ecke stellen mussten, und das Pflegepersonal warf ihnen die Medikamente vom anderen Ende des Raums zu, um sich nicht anzustecken. Dabei besteht für das Personal mit geeignetem Mundnasenschutz und anderen Tb-Maßnahmen ein sehr geringes Risiko, sich bei der Medikamentenausgabe anzustecken. Eine menschenwürdige Behandlung hilft den Tb-Patienten, ihre Behandlung abzuschließen, weswegen eine pflegeorientierte Behandlung langfristig oft mehr zur Eindämmung der Krankheit beiträgt als eine kontrollorientierte Behandlung.

24 Hart zog später nach Connecticut, wo er für das Gesundheitsamt arbeitete und Spenden für Tuberkulosepatienten sammelte, die sich keine Behandlung leisten konnten. Dort lebte er 15 Jahre lang mit seiner Frau, die Professorin an der Universität von Hartford war, bis er 1962 im Alter von 71 Jahren starb.

25 *M. tuberculosis* ist hochgradig aerobisch, und der künstliche Pneumothorax sollte die Sauerstoffzufuhr unterbrechen und damit den Bakterien das Leben schwer machen. Außerdem wurden wahrscheinlich einige Todesfälle verhindert, zu denen akute Blutungen geführt hätten, da die Gefäße während des Lungenkollapses weniger bluten.

26 In Deutschland verzögerte sich die Einführung der BCG-Impfung bis nach dem Zweiten Weltkrieg, weil beim »Lübecker Impfunglück« 1930 durch die Verabreichung eines kontaminierten Impfstoffs 70 von 256 geimpften Babys starben und 131 krank wurden. Beim sogenannten Calmette-Prozess wurden später der Leiter des Lübecker Gesundheitsamtes Ernst Altstaedt und der Direktor des Allgemeinen

Krankenhauses Georg Deycke wegen fahrlässiger Tötung und Körperverletzung verurteilt.

27 Ich muss an eine Stelle aus dem großartigen Buch *Breathless* (2023) des Anthropologen Andrew McDowell denken: Ein Patient wird beim Röntgen aufgefordert, das Hemd auszuziehen, und muss dabei husten. »Hier drin wird nicht gehustet!«, bellt der Röntgentechniker. »Die kommen morgens hier rein und husten mich an.« Der Grund für die fehlende Empathie des Technikers – er spricht den Patienten nicht einmal direkt an, sondern wirft ihn mit allen Tb-Patienten in eine Schublade – ist nachvollziehbar: Er will sich nicht anstecken. Aber der Patient will auch nicht husten, er will nicht krank sein, und vor allem will er nicht beschimpft werden, weil er krank ist.

28 Drug-Resistant Tb, MultiDrug-Resistant Tb und eXtensively Drug-Resistant Tb.

29 Andererseits ist das Gewinnmotiv bei vielen Dingen begrenzt, die wir ziemlich gut machen – von der Raumfahrt bis zum Wikipedia-Editing.

30 Ich bin der lebende Beweis für den Nutzen neuer Antibiotika. Im März 2007 wurde mein linkes Auge dick. Irgendwann bekam ich die Diagnose orbitale Zellulitis, eine Infektion des Gewebes zwischen Auge und Gehirn. Orbitale Zellulitis kann gefährlich werden – viele Patienten erblinden auf dem betroffenen Auge, und wenn sich die Infektion ins Gehirn ausbreitet, verläuft sie in der Regel tödlich. In meinem Fall waren die Bakterien, die die Infektion verursachten, ein arzneimittelresistenter Stamm von *Staphylococcus aureus*. Monate nach dem ersten Arztbesuch hatte ich eine Reihe von Antibiotika hinter mir und war so krank, dass ich ins Krankenhaus musste. Der Spezialist für Infektionskrankheiten im Krankenhaus fragte mich nach den verschiedenen Mitteln, die ich genommen hatte. »Hatten Sie schon die gelbe Tablette? Die runde?« Alle Tabletten hatte ich schon erfolglos genommen. Endlich fragte er: »Hatten Sie schon die, die 700 Dollar pro Stück kostet?« Nein, sagte ich. »Gut«, sagte er, »dann bekommen Sie die jetzt.« Das Mittel, das gegen meine orbitale Zellulitis endlich wirkte, war erst ein paar Jahre auf dem Markt.

31 Wie die 700-Dollar-Tablette gegen meine orbitale Zellulitis.

32 Das können wir annehmen, weil J&J heute 130 Dollar für einen Bedaquilin-Zyklus berechnet, und an der Herstellung hat sich nicht viel geändert.

33 Die Wahrscheinlichkeit der Verbreitung von Resistenzen ist natürlich viel größer, wenn resistente Tb unbehandelt bleibt.

34 2023 senkte Danaher die Kosten für die Standard-Tb-Testkartusche und verpflichtete sich, Tb-Tests für Länder mit niedrigem und mittlerem Einkommen zum Selbstkostenpreis herzustellen, wobei die Preise von unabhängigen Prüfern kontrolliert werden sollen. Bis 2024 hat Danaher noch keine Prüfung veröffentlicht.

35 Das klingt vielleicht nicht viel, aber der Global Fund, einer der größten Geldgeber der Tuberkulosebekämpfung weltweit, sagte Ende 2023, wenn Danaher die Preise nur um zwei Dollar senken würde, könnten sie Millionen von zusätzlichen Tests pro Jahr kaufen.

36 In den USA steigen die Tb-Raten tatsächlich wieder, wenn auch langsam. 2023 gab es fast 10 000 Fälle aktiver Tb-Infektionen.

37 Das Labor gab seinen Medikamenten Namen aus der Popkultur, und das neue Antibiotikum wurde nach dem französischen Gangsterfilm *Rififi* des amerikanischen Regisseurs Jules Dassin benannt, der wegen seiner KP-Mitgliedschaft in Hollywood auf der Schwarzen Liste stand.

38 Anhörung vor dem Committee on International Relations, House of Representatives, 107. Congress, 1. Sitzung, 7. Juni 2001.

39 Attaran Amir: »Adherence to HAART: Africans Take Medicines More Faithfully than North Americans«, 2007, PLoS Med 4(2): e83. https://doi.org/10.1371/journal.pmed.0040083

TEXT- UND BILDNACHWEIS

S. 17 Foto von Henry Reider. Copyright © 2019 by John Green. Courtesy of John Green.

S. 27 Karte von Sierra Leone. Copyright © 2025 Penguin Random House LLC.

S. 32 Nikki Giovanni, *Nikki-Rosa*, aus: *Black Feeling, Black Talk, Black Judgment*. Copyright © 1968, 1970 by Nikki Giovanni. Used with the permission of HarperCollins Publishers. Aus dem Englischen von Sophie Zeitz.

S. 35 Virginia Woolf, Über das Kranksein, in: *Der Augenblick*, Frankfurt 1996. Hier aus dem Englischen von Sophie Zeitz.

S. 44 Barbara Duden, *Geschichte unter der Haut*, Stuttgart 1987, S. 149.

S. 60 Kurt Vonnegut, Jr., *Tiger got to hunt*, aus: *Cat's Cradle*. Copyright © 1963 and copyright renewed © 1991 by Kurt Vonnegut, Jr. Aus dem Englischen von Sophie Zeitz.

S. 60 Susan Sontag, *Krankheit als politische Metapher*, in: *Krankheit als Metapher*, München 1990. Hier aus dem Englischen von Sophie Zeitz.

S. 70 Masaoka Shiki, *The gourd flowers bloom* und *Pain from coughing*, ins Englische übersetzt von Janine Beichman. Aus dem Englischen von Sophie Zeitz.

S. 71 Masaoka Shiki, *It is snowing!* und *All I can think of*, ins Englische übersetzt von Ad Blankestijn. Aus dem Englischen von Sophie Zeitz.

S. 74 Henry Gilbert, *With step as noiseless as the summer air*, aus: *Pulmonary Consumption*, 1842. Aus dem Englischen von Sophie Zeitz.

S. 75 Henry Peach Robinson, *She Never Told Her Love*, 1857. Albumin-Silberabzug vom Glasnegativ. Courtesy of The Metropolitan Museum of Art, New York, Gilman Collection, Purchase, Jennifer and Joseph Duke Gift, 2005.

S. 75 Henry Peach Robinson, *Fading Away*, 1858. Kompositionsfotografie. Courtesy of the George Eastman Museum, Rochester, NY, via WikiMedia Commons.

S. 81 George Sand, *Un hiver à Majorque, 1842*. Hier übersetzt von Sophie Zeitz.

S. 86 Fritz Stern, *Paul Ehrlich, der Forscher und seine Zeit*, in: Fritz Stern, *Verspielte Größe*, München 1996.

S. 95 Henry Reider, *Mom you are special and beautiful*. Copyright © 2025 by Henry Reider. Courtesy of Henry Reider. Aus dem Englischen von Sophie Zeitz.

S. 105 *Tuberculosis Don't kiss me!: Your kiss of affection – the germ of infection*. 1936 bis 1941. Courtesy of the Library of Congress, Washington, DC, Prints & Photographs Division, WPA Poster Collection, LC-USZC2–5369 (color film copy slide).

S. 166 Henry Reider, *Golden Axe*. Copyright © 2025 by Henry Reider. Courtesy of Henry Reider. Aus dem Englischen von Sophie Zeitz.

S. 195 Foto von Henry Reider. Copyright © 2025 by Henry Reider. Courtesy of Henry Reider.

John Green, 1977 geboren, ist ein weltweit erfolgreicher Bestsellerautor und Videoblogger, dem über zehn Millionen Fans auf Facebook, Instagram, X und TikTok folgen. Sein literarisches Werk wurde vielfach ausgezeichnet und in 56 Sprachen übersetzt. Bei Hanser erschienen sein Debüt *Eine wie Alaska* 2008, *Die erste Liebe (nach 19 vergeblichen Versuchen)* 2009. Es folgten die Bestseller *Margos Spuren* 2010, *Das Schicksal ist ein mieser Verräter* 2012, *Schlaft gut, ihr fiesen Gedanken* 2017 und 2021 *Wie hat Ihnen das Anthropozän bis jetzt gefallen?*. Mit seinem Bruder Hank betreibt John Green einen der weltweit erfolgreichsten Videoblogs, die Vlogbrothers, den Bildungskanal Crash Course und die jährliche Livestream-Spendenaktion Project for Awesome (P4A). Er ist Mitglied des Kuratoriums der gemeinnützigen Gesundheitsorganisation Partners in Health, für die er über 30 Millionen Dollar Spenden gesammelt hat, um Tuberkulose zu bekämpfen. Im Jahr 2023 sprach er vor den Vereinten Nationen und forderte die Ausrottung der Tuberkulose im nächsten Jahrzehnt. Er lebt mit seiner Familie in Indianapolis.
johngreenbooks.com
Tbfighters.org
Auf Facebook: @JohnGreenfans
Auf Facebook:@JohnGreenFreunde
Auf Instagram: @JohnGreenWritesBooks
Auf X: @johngreen

Sophie Zeitz, 1972 geboren, ist die deutsche Stimme von John Green und hat bei Hanser alle seine Romane übersetzt. Sie lebt in Berlin.

Mehr von

John Green

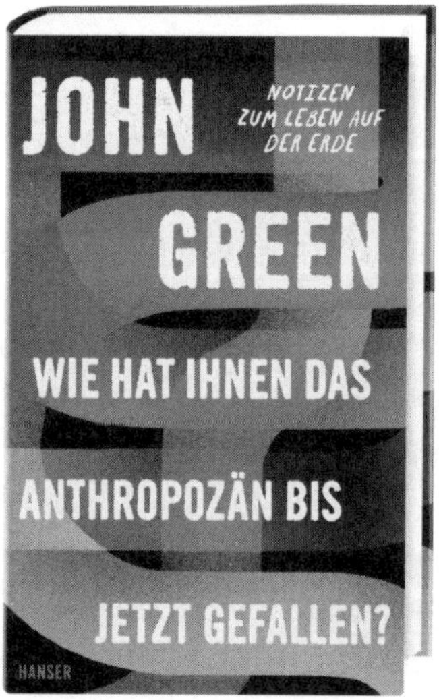

320 Seiten.Gebunden. Ü.: Henning Dedekind, Friedrich Pflüger, Wolfram Ströle, Violeta Georgieva Topalova

John Green verbindet sein eigenes Leben mit den großen Fragen der Menschheit: Was hat ein Teddybär mit Macht und Ohnmacht zu tun oder das Googeln mit unserer Endlichkeit? Mit seinem Blick für Seltsames, Wichtiges und Überraschendes bewertet John Green die menschengemachte Gegenwart auf einer Skala von 1 bis 5. Er versammelt Facetten des aktuellen Erdzeitalters, dem Anthropozän: Seine absurden, erhellenden und ganz persönlichen Funde spiegeln unser Leben mit allen Höhen und Tiefen. Ob »Monopoly« oder Pest, »Super Mario Kart« oder Sonnenuntergänge – *Wie hat Ihnen das Anthropozän bis jetzt gefallen?* erzählt mit großer Leichtigkeit von unserer Lebenswirklichkeit und den existentiellen Erfahrungen des Menschseins.

hanser-literaturverlage.de
HANSER